湿片 CHEERS

与最聪明的人共同进化

HERE COMES EVERYBODY

U0221538

CHEERS
湛庐

95%

的不舒服，
呼吸能解决

［日］本间生夫　著

陈泽佳　译

中国纺织出版社有限公司

すべての不調は呼吸が原因

如何通过正确呼吸获得持久生命力？

扫码加入书架
领取阅读激励

扫码获取
全部测试题及答案，
一起了解呼吸和
健康的密切关系

- 以下哪项不是呼吸功能衰退的信号？（单选题）
  A. 快走的时候呼吸变快
  B. 稍有不适就会咳嗽
  C. 稍微赶一下地铁就上气不接下气
  D. 工作累一些就感觉呼吸困难

- 解决呼吸问题最直接、最有效的手段是通过锻炼（　　）来使其恢复功能。（单选题）
  A. 肺活量
  B. 骨骼肌
  C. 呼吸肌
  D. 免疫系统

- 以下哪项活动不能有效提高呼吸功能？（单选题）
  A. 音声瑜伽
  B. 放声唱歌
  C. 呼吸肌伸展操
  D. 深蹲运动

扫描左侧二维码查看本书更多测试题

健康呼吸使身心恢复青春

衰老是从呼吸开始的。

请大家想一想，我们在以一分钟约 15 次、一天约 2
万次、一年约 730 万次的频率进行呼吸，片刻不停地将
空气中的氧气吸入体内，并通过燃烧体内的养分来将其转
化为能量。这种"气体的交换"会持续我们的一生。

然而，并不是每个人都以同样的方式呼吸。大多数情
况下，我们根本注意不到，很多人存在呼吸浅或呼吸紊乱
的问题，导致气体交换的效率低下。

显然，呼吸质量低的人和呼吸质量高的人之间在健康
水平上的差异会与日俱增。也就是说，呼吸质量上的差异

会直接影响我们身体老化和器官功能衰退的速度。

　　我们应该意识到，劣质呼吸所造成的影响远远超过了大家所能想象的程度。如果呼吸不良，身心的所有活动都会受到限制，毕竟身体没有吸入充足的空气。如果吸入的空气不足，身体就不能产生足够的能量，代谢就会下降，各脏器的功能也会减弱，因此人就容易感到疲劳，体力也会下降。

　　另外，由于呼吸与自主神经系统密切相关，因而呼吸不良也会导致自主神经功能失调，从而引发各种身体不适和疾病。同时，呼吸也左右着我们的情绪，如果呼吸不良，我们就容易产生不安和烦躁等负面情绪。

　　由此看来，可以毫不夸张地说，呼吸不良会带来多种日常身心不适。因此，平时呼吸状态不好的人，会在不知不觉中产生各种不适和疾病，导致身体更早老化和器官功能衰退。而且，如果身体老化和器官功能衰退加速，自然也会对人的寿命产生影响。可以说，呼吸的好坏对我们的健康和寿命有很大的影响。

呼吸比饮食更重要

你有没有考虑过自己的呼吸质量是高还是低呢？或者，你有没有为了改善自己的呼吸做过一些护理或采取过一些措施呢？

恐怕很少有人关注这方面。为了健康，我们可能会在饮食上格外注意，但在呼吸方面，绝大多数人可能从未予以关注或采取过任何措施。

然而，我们必须做出改变。

从某种意义上讲，呼吸比饮食更为重要。虽然人在完全不吃不喝的状态下也能活好几天，可一旦呼吸停止，人就会在短短几分钟内死亡。我们必须不停地进行气体交换才能生存下去。那么，对于像呼吸这种与生命维持息息相关的重要事情，我们为什么既不去做护理，也不采取措施，而是放任不管呢？

　　这是因为呼吸基本上是在无意识状态下自动进行的。因为没有进入意识层面，我们就会觉得自动吸进和呼出空气是一件理所当然的事情，所以很难产生"要多加注意"或"要改善呼吸"之类的想法。

　　但是，这是一个很大的认知误区。如果因为呼吸没有进入意识层面而放任不管，那么我们就会忽略随着年龄增长而造成的呼吸功能下降和呼吸状态恶化，身体的老化和器官功能的衰退就会在不知不觉中加剧。你不觉得这是一件非常可怕的事情吗？

　　那么，我们到底该怎么做呢？

　　很多人并不知道，其实呼吸功能是可以通过反复训练来提高的。就像进行肌肉锻炼能增强肌肉力量一样，呼吸也可以通过训练得到强化。而且，你并不需要像锻炼肌肉那样辛苦，只需以非常简单的方式，无论多大年纪都可以使呼吸得到强化。

　　因此，我们应该每天充分地训练呼吸。当呼吸器官得到锻炼，呼气和吸气的能力逐渐恢复时，你就会发现自己的身体状况也会随之得到改善，变得不容易疲劳，身体活动起来更加轻松，情绪也变得更加稳定。

　　这些都是通过呼吸锻炼使身心恢复年轻状态的证据。我认为，增强呼吸力比任何抗衰老的方法都更有效。如果我们从年轻时就坚持进行呼吸锻炼，不仅可以防止呼吸器官衰退，还能有效延缓自己的衰老进程。

　　我将这种通过提高呼吸功能恢复身心健康的力量称为呼吸力。接下来，本书将从各个角度深入探讨呼吸力的神奇效果，并简单易懂地介绍提高呼吸力的训练方法。

震灾后重拾笑容的孩子们

　　多年来，我一直从医学和生理学角度进行呼吸方面的研究。另外，出于"能否通过呼吸锻炼使人们的身心得到些许放松"的想法，我在担任大学校长之余，也致力于开发和普及提高呼吸力的训练方法和体操。

可以说，我将自己的一生都奉献给了呼吸研究。然而，真正让我认识到呼吸的力量的，是东日本大地震①发生1年后我在岩手县某小学指导孩子进行呼吸体操训练时的经历。

当时，触目所及皆是地震的伤痕，很多孩子因情绪不稳定受到身体不适和失眠的困扰。虽然他们表面上看似开朗，但在他们内心深处仍残留着无法消除的不安和创伤，而他们自己无法应对这种困境。

我之所以做出这种判断，是因为当时这些孩子中有很多人呼吸浅且快。呼吸和情绪是密不可分的，而强烈的不安和压力会导致呼吸变差。

当孩子们接受了我的呼吸体操指导，并掌握了深而慢的呼吸节奏后，身心不适的孩子的数量便大幅减少。他们的情绪和呼吸都变得更加稳定，从心底和身体的深处重新找回了笑容。我当时确信，呼吸中潜藏着使人身心复原的巨大力量。

---

① 指2011年3月11日在日本东北部太平洋海域发生的强烈地震，也称"3·11日本地震"。此次地震引发日本多地毁灭性破坏，并引发福岛第一核电站泄漏。——译者注

当今时代的人们或许只利用了呼吸力中的一部分功能，但其实，只要把呼吸训练和体操等做好，就能产生很多积极的疗愈效果。然而，我们却因为什么都不做而错失了这些疗愈效果。

　　因此，请务必将本书中的内容吸收并付诸实践，充分发挥你的呼吸力，让身心每天都能保持良好的状态；同时，也充分发挥其抗衰老的作用，为自己的身体老化和器官功能衰退按下暂停键，重获青春活力。

　　人类不呼吸就无法生存。如果呼吸变弱，身体马上就会变得衰弱；如果呼吸停止，我们就会失去生命。反之，如果强化并好好调整呼吸，我们就能持久健康地生活。不夸张地说，生死的关键在于呼吸。所以，让我们提升呼吸力，健康而长寿地活下去吧。

　　为了让每天的生活和今后的人生充满光彩，充分利用呼吸力至关重要。请务必掌握这种力量，让自己的人生尽情地绽放！

目 录

すべての不調は
呼吸が原因

すべての不調は呼吸が原因

第一章

呼吸会让人衰老吗

先测测你的呼吸年龄

呼吸是维持生命的

绝对不可缺少的功能

01

你在为喘不上气烦恼吗

你平时是否有过呼吸困难和喘不上气的状况呢？比如以下这些状况：

- 稍微赶一下地铁或公交，就累得上气不接下气。
- 也许是因为平时呼吸又浅又快的缘故，只要工作累一些，马上就会感到呼吸变得困难。
- 稍有不适就会咳嗽，并感到呼吸不畅。

- 感觉肺部无法吸入足够的空气。
- 一感到压力或不安，就呼吸急促，心跳加速。

如果你有过这些感觉，千万不要置之不理。这些不适明显是呼吸功能衰退的信号，同时也是"你的生命力正在下降"的信号。如果不采取任何措施，任其发展下去，呼吸功能的衰退会越发明显，与此同时，生命力的衰退也会加剧，最终可能会严重损害你的身心健康。

有人可能会认为："生命力下降之类的说法未免太过夸张了吧。"但是，这绝非危言耸听。呼吸是维持生命不可或缺的功能，正因为我们能够有节奏地吸气和呼气，我们才能活着。可以说，"活着"这件事，正是通过气体的交换来实现的。

人类从出生到死亡，一刻不停地在进行着呼吸。呼吸开始于人出生之时。

虽然呼吸的节奏早在我们还在母体内时就已经形成，但真正的气体交换是从我们呱呱坠地、接触到外界空气那一刻才真正开始的，然后持续一生。而呼吸停止之时，即人死亡之时。

　　没有呼吸，人就无法存活。所以，判断一个人是否活着的决定性因素是看他是否有自主呼吸。如果一个人的脑干功能处于不可逆的终止状态，导致其无法持续进行呼吸，即使他的心脏还在跳动，身体尚温，也会被判定为死亡，这也正是脑死亡的标准。总之，呼吸就是活着的证明。

　　如果呼吸力衰退，无异于生命力下降。因此，对于呼吸困难和喘不上气之类不适，我们不能放任不管。早就意识到呼吸的重要性并采取适当措施的人，与那些没有采取措施的人，将来生命质量会有很大差别。

　　总而言之，如何每天保持呼吸力，使其不随年龄增长衰退，是决定我们健康地度过一生的关键。

02

呼吸也会上年纪

　　你知道"呼吸力会随着年龄的增长而逐渐衰退"吗？
任何人随着年龄的增长，身体各项功能都会衰退。皱纹和
白发会增多，肌肉纤维会变细，关节会疼痛、逐渐变得不
再像年轻时那样灵活。与此相同，气体交换能力也会逐渐
下降。

　　根据医学常识，人呼吸功能的衰退在 60 岁左右开始
变得明显。肺功能测试表明，许多人在 60 岁左右时，肺

功能就发展到了"如果继续这样下去就有点危险"的程度。呼吸困难和喘不上气等问题也多在这个年龄段出现。

但是，呼吸力并不是到了 60 岁时才突然下降的。实际上，早在 30 多到 50 多岁这样相对年轻的阶段，呼吸力就已经在慢慢地下降了。也就是说，呼吸功能的衰退问题，其实从人年轻的时候就已经开始了。

因为呼吸是无意识进行的活动，所以很多人误以为即使上了年纪，也会保持与年轻时相同的呼吸节奏，并持续一辈子。然而，这种想法是错误的，呼吸功能其实会逐年稳步衰退。换言之，呼吸也会上年纪。因此，如果你什么都不做，随着年龄的增长，就会眼睁睁地看着呼吸功能下降，到了年老之时就会面临各种各样的呼吸问题。

当然，导致呼吸功能衰退的原因除了年龄增长以外还有很多。吸烟习惯、肺部和气管疾病、哮喘之类的过敏反应、姿势不良引起的胸腔压迫，以及长期处在压力、不安、紧张等情绪中，都会造成呼吸力下降。年纪轻轻呼吸功能就严重衰退的人不在少数。而且，一旦呼吸功能开始衰退，身心也会非常明显地随之老化。

因此，为了避免这种情况的出现，我们必须尽量在年轻时就开始进行护理和锻炼，以维持呼吸功能。总之，请牢记"呼吸功能也会随年龄增长而衰退"这一事实。

03

呼吸肌与肺部为何老化

　　呼吸功能的衰退和器官的老化，是以怎样的机制进行的呢？

　　年龄增长会导致呼吸功能下降，其主要原因是呼吸器官本身的老化。其中最关键的两点是呼吸肌和肺部器官的老化。关于这两点，我在这里简要说明一下。

首先是呼吸肌的老化。我们的肺并不是靠自身的力量来舒张和收缩的，关于这一点，后面我会详加说明。肺周围有以肋间肌为主要肌肉的呼吸肌，正因为这些肌肉不断地进行舒张和收缩运动，肺才能扩张和收缩。

换言之，我们能呼吸正是依赖于呼吸肌的力量。但是，人到中年以后，随着年龄的增长，呼吸肌的功能会逐渐衰退。

任何肌肉都会随年龄的增长而衰退。就呼吸肌来说，它会随着年龄的增长而变弱，不能充分进行舒张和收缩运动以使肺扩张和收缩。因此，随着呼吸肌老化的加剧，我们的呼吸会逐渐变浅，无法有效地吸进和呼出气体。

其次是肺部器官的老化。肺就像两个装在胸腔中的气球。这两个气球会因为呼吸肌的舒张和收缩而扩张和收缩，从而使我们能够吸进和呼出气体。

但是，随着年龄的增长，这两个"气球"的弹性也会逐渐降低。正如真实的气球一样，刚充气时鼓胀饱满，弹性十足，过了一段时间，便不知不觉间失去弹性，表面出现褶皱，并逐渐瘪缩。

　　肺和气球一样，随着时间的延长弹性会下降，其扩张和收缩的能力也会下降。这样一来，换气量就会降低，肺部渐渐地就不能吸进和呼出足量的气体。

04

赖着不走的肺内残气

　　如果气体交换能力下降，肺内的功能残气量就会逐渐增加。

　　所谓残气量，是指即使想最大限度地呼出气体，肺内仍然会残留的气体量。你测过肺活量吗？我们在做测试时，大口吸气后，再尽力呼出的气体量的最大值就是肺活量。此时，尽管我们觉得已经把肺内的气体全部呼出了，但实际上肺内仍有气体残留，这个残留在肺内的气体量就是残气量。

　　肺部有少量气体残留并非异常情况，反而是保护肺部功能所必需的。但是，如果肺内残留了过多气体，则会对身体有害。

　　而功能残气量，不是像肺活量检查那样需要特别用力呼气，而是指人在平静状态下正常呼吸时肺内残留的气体量。当呼吸肌和肺部器官老化导致呼吸功能衰退时，功能残气量就会增加。

　　功能残气量高，意味着平时呼吸时肺内残留的气体量较多。这表明肺内始终有多余的气体，导致从外部吸入新鲜空气的空间会减小。同时，下次吸气时肺部就无法吸入足够的新鲜空气。因此，如果功能残气量持续增加，气体交换时的换气效率就会明显下降。

　　一旦吸气和呼气的效率降低，促使肺部吸入更多空气的生理机制就会发挥作用，使呼吸肌以更大的力量收缩，以使肺部扩张。也就是说，如果不施加更大的力量，肺部就无法充分扩张，因此每次呼吸都会消耗更多的能量。

　　如此一来，气体交换就变得越来越不顺畅，人就会感到呼吸困难，呼吸也会变得浅而快。而且，如果这样的呼吸不适持续下去，而不有意识地努力改善的话，我们就无法再顺畅地呼吸了。

就这样，呼吸肌和肺器官的功能减弱，功能残气量增加，我们的呼吸力不断下降，呼吸就变得越来越困难（见图 1-1）。

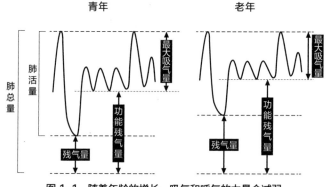

图 1-1 随着年龄的增长，吸气和呼气的力量会减弱

总而言之，呼吸功能正常与否，关键在于功能残气量的多少。我们能否保持正常、健康的呼吸力，可以说取决于能否减少肺内残留的气体量。

05

你的呼吸年龄是几岁

在了解了功能残气量的重要性之后，请看图 1-2。从图 1-2 中可以看出，随着年龄的增长，人的功能残气量在逐渐增加。

当 10 多岁时，我们正值成长期，功能残气量的增加是理所当然的；但我们可以清楚地看到，到了 20 岁左右身体停止成长后，功能残气量仍在以缓慢的速度继续增加。

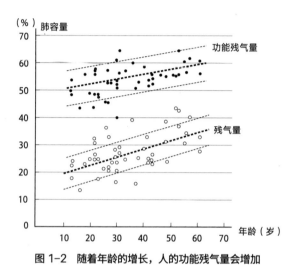

图 1-2　随着年龄的增长，人的功能残气量会增加

　　也就是说，呼吸时不能充分排出气体，肺内气体残留变多的生理身体现象，从 20 来岁的年轻时期就已经开始了，而且这种老化现象还会逐年发展。

　　然而，从图 1-2 中也可以看出，不同个体功能残气量的多少有很大的差别。两组数据中间的粗虚线代表人群的平均值，即使在同一年龄段，功能残气量的差别也很大。在 30 多岁的年龄段，功能残气量多的人超过了老年人的平均值，功能残气量少的人低于 20 多岁的平均值。
这是因为功能残气量多的人的呼吸功能已经减弱，而功能
残气量少的人的呼吸功能还很强大，所以生理年龄并不是
衡量一个人健康程度的唯一要素。

正常人的肺活量与生理年龄之间存在一定的对应关
系。我把根据功能残气量和肺活量计算出的对应的呼吸功
能年龄称为人的呼吸年龄。

呼吸年龄是我们了解一个人的呼吸健康状况的标准。
在体检进行骨密度测试时，我们经常会听到"虽然你实
际年龄只有 40 岁，但骨龄已经是 70 岁"的说法，呼吸
年龄的概念和骨龄类似。也就是说，如果一个人实际年
龄是 40 岁，但他的功能残气量已达到了 70 岁的平均水
平，就意味着他虽然实际年龄是 40 岁，但呼吸年龄已是
70 岁。

还有一个指标叫作肺年龄。这是日本呼吸器官学会

提倡的指标，它根据肺活量的大小来评估呼吸器官的衰退情况。其测算方法是，测试 1 秒内能以多快的速度将吸入的空气呼出，然后将此数值与"各个年龄段的平均肺活量"进行比较，从而得出相对的肺年龄值。

　　肺年龄对于了解由于年龄增长而引起的肺活量衰退情况来说，是一个非常好的指标。不过，因为被试在测试时需要做相当大强度的刻意呼吸（有意识地进行的深度呼吸），所以对于呼吸功能已相当衰弱的人来说，这种测试并不合适。因此，我认为评估肺年龄时需要注意的是，与其像肺活量测试那样需要用力呼吸来检查肺活量的衰退情况，不如采取和平常一样的呼吸来测试功能残气量。

　　读到这里，肯定有不少人想知道自己的呼吸年龄是几岁吧？遗憾的是，由于呼吸年龄的概念还没有得到普及，所以目前还无法在普通的健康检查和体检中测定。要想得知自己的呼吸年龄，必须检测平时呼吸时的功能残气量水平，这就需要去医院呼吸科测试功能残气量或最大吸气量，而这些测试也不是去医院就能随时做的。

虽然我希望医疗机构能随时进行呼吸年龄测试，但是目前这方面的条件尚不完善。不过，在现有条件下，你仍然可以通过一些方法来降低自己的呼吸年龄。

如前所述，呼吸功能可以通过护理和训练来提升。只要坚持训练，就可以靠自己的力量来降低呼吸年龄。

实际上，根据我的研究，做锻炼呼吸肌的伸展操就会减少功能残气量，从而使呼吸年龄降低。关于这点后面我会做详细介绍。要想让呼吸年龄降低，坚持做强化呼吸肌功能的训练是条捷径。

总之，如果什么都不做，呼吸功能就会逐年衰退。当回过神来时，我们可能已经发展到"虽然身体还年轻，但是呼吸年龄已经 80 多岁了"的状态了。为了避免这种情况的发生，请尽早采取措施来降低呼吸年龄！

06

呼吸好痛苦：
比死还难受的疾病

在本节我想稍微谈一谈，如果呼吸功能变得衰老不堪的话，会导致多么可怕的后果。

你知道慢性阻塞性肺病（COPD）这种疾病吗？这是一种由烟雾等有害物质引起肺部炎症、气肿，使呼吸变得十分困难的疾病。COPD 患者的主要症状包括气促、胸闷、喘息、气短等呼吸困难问题，并且会不停地咳嗽和咳痰。日本大约有 530 万人患该疾病，60 ～ 70 岁的人群中每 8

人就有 1 人，70 岁以上的人群中每 6 人就有 1 人患病。

　　一旦患上 COPD，患者只要稍微活动就会出现气喘、咳嗽等症状，导致日常活动受到巨大影响。而且，许多患者即使一动不动也会出现气喘、呼吸困难的情况，甚至睡觉时也无法顺畅地呼吸，导致难以入睡。

　　当咳嗽或气短变得严重时，不少 COPD 患者甚至会体验到因无法呼吸而濒临死亡的恐惧感。据调查，COPD 的致死人数约为哮喘致死人数的 10 倍。世界卫生组织 2004 年的调查显示，COPD 是全球第四大致死疾病。

　　总之，一旦患上 COPD，一天 24 小时都在进行的呼吸就会变得非常痛苦。患者无论在睡觉时还是醒着时都无法摆脱呼吸的痛苦，身心都将濒临崩溃。因此，COPD 也被称为"比死还难受的疾病"。

　　实际上，呼吸器官的功能如果衰退严重，就会出现和 COPD 相似的症状。也就是说，当功能残气量增加到使人无法顺畅地呼吸的程度时，患者无论是在睡觉时还是醒着时，都会受到感觉空气不足和喘不上气等痛苦的困扰。因此，为了避免出现这种情况，我们就要尽早锻炼呼吸器官，以保持较低的呼吸年龄。

07

压力重重下的
浅快呼吸

　　呼吸功能衰退的问题绝不仅仅在老年人身上存在。正如前文所述，很多人的实际年龄虽低，呼吸年龄却很高；或实际年龄虽低，但呼吸存在问题。

　　那么，为什么很多人年纪轻轻呼吸功能就衰退了呢？很多原因都会导致这种情况。除了年龄的增长和呼吸器官功能的衰退外，肺部和咽喉的疾病、过敏、自主神经功能失调、吸烟和空气污染的影响等都可能导致这种状况发生。当然，也有可能是多种因素综合作用，使人的呼吸功能出现减弱的情况。

值得注意的是，在各种各样的原因中，有一个因素对大多数人呼吸功能的影响特别大，那就是不安和紧张等情绪造成的压力。

在现代社会中，无论是年轻人还是老年人，很多人都承受着过度的压力。无休止的工作、流逝的时间、泛滥的信息、复杂的人际关系、瞬息万变的社会……我们当中肯定有不少人觉得"无论是向左看还是向右看，处处都是压力源"。

在这样的日常生活中，很多人在不知不觉中积累了很多不安和压力。这些不安和压力对我们的呼吸功能造成了很大的负面影响。

例如，对于平时就存在呼吸浅快、呼吸急促、呼吸衰弱之类问题的人，每天的不安、紧张和压力很可能正在进一步扰乱他们的呼吸。特别是近几年，不分年龄的浅快呼吸现象变得非常突出。

有很多人忙于工作和家务，内心得不到放松，生活节奏非常紧张。呼吸也反映出这种紧张、局促的节奏。可以说，现代社会中的大部分人都存在浅快呼吸的问题。

这种趋势是造成现代人呼吸功能衰退的一个重要原因。换言之，人们由于一年到头都处于不安和压力之下，匆匆忙忙地吸气和呼气，因而不知不觉中功能残气量增加，换气效率降低。

你是否有过这样的感受？只是稍微爬几级楼梯和上个坡道就气喘吁吁，或者在工作中感到不安和紧张时，呼吸就会变得紊乱。这些状况表明，即使你的实际年龄很小，但呼吸年龄可能已经很大了。

如果你是这样，就需要有意识地训练呼吸习惯。即使现在已养成浅快呼吸的习惯，经过训练后，我们也完全有可能改善目前的呼吸状况。

请大家务必实践后文提供的训练方法，以降低呼吸年龄。

08

呼吸稳定，
才能内心从容

在这里，我想稍微解释一下不安等情绪和呼吸之间的关系。

我认为情绪和呼吸是一体的。一方面，我们生气时呼吸会变得急促；另外，在因为即将迟到而感到焦虑或恐惧时，人的呼吸也会变快。

另一方面，在和我们亲近的人谈笑，或者一个人放松时，我们的呼吸则会变得缓慢。

　　这表明呼吸反映了我们当下的心境，是我们情绪的一面镜子。

　　当出现不安、悲伤、愤怒、焦虑、恐惧等消极情绪时，呼吸会变得快且不稳定；当出现喜悦、幸福、欣慰、安心等积极情绪时，呼吸就会变得缓慢且稳定。

　　也就是说，不稳定的情绪导致不稳定的呼吸，稳定的情绪带来稳定的呼吸。反之亦然。换言之，改变一方，另一方也会随之改变。所以说，情绪和呼吸是一体的。

　　利用这种情绪和呼吸的一体性，我们可以通过调整呼吸来促进情绪稳定。

　　在本书的前言中，我介绍了我对东日本大地震中受灾地区的孩子们进行呼吸指导，使他们不稳定的情绪得以平复的小故事，这就是改善呼吸对稳定情绪发挥作用的典型案例。

　　和上述这个案例一样，我们每个人都可以通过提升呼吸力使自己的情绪稳定下来。

　　因此，平时因处在不安、焦虑、紧张等压力环境下而呼吸浅快的人，只要坚持做平稳呼吸的训练，就可以使自己的情绪稳定、内心从容。

每个人都有自己的性格特质，我们周围也有各种类型的人：既有急性子，也有慢性子；既有容易焦虑的人，也有比较淡定的人。其中，急性子和容易焦虑的人通常呼吸较快；慢性子和性格淡定的人通常呼吸较慢。

　　但是，不能因为急性子和容易焦虑的人习惯于浅快呼吸，就一概认为这是不好的。这是因为，急性子和容易焦虑的性格特质也有其优势。急性子，换句话说就是对任何事情都充满热情又讲究效率；容易焦虑，换言之，就是对风险敏感、规避危险能力强以及对任何事情都很慎重。

　　总之，没有必要为了强迫自己改变而无视个人的性格特质。况且，这些脾气秉性和性格特质有一些是与生俱来的，很难去改变。

　　既然世界上有这么多种类型的人，呼吸也可以有各种各样的类型。无论是呼吸急躁还是呼吸舒缓，都可以视为一种独特的个性。每个人在了解了自己的个性之后，尽可能地将自己的呼吸保持在一个良好状态范围内即可。

即使呼吸急躁的人已习惯了浅快呼吸，在其自我标准下的最佳呼吸状态和最差呼吸状态之间，也应该有相当大的差距。如果平时进行呼吸训练，就可以提升自己的呼吸力，以保持在自己的最佳呼吸状态。

因此，无论是呼吸急躁的人还是呼吸舒缓的人，只要根据自己的个性进行训练，以保持最佳呼吸状态即可。如此一来，各种类型的人都可以自如地控制自己的呼吸，呼吸就会变得更加稳定。

我再重复一遍，呼吸和情绪是一体的。如果通过呼吸训练能让呼吸变得稳定，那么我们都能更加真切地体会到安心、喜悦、幸福等正面情绪。

09

摆脱身心不适，
关键在于呼吸

现在很多人的呼吸力不知不觉就已经衰退了。如前所述，呼吸器官的功能会随着年龄的增长而衰退。如果不采取任何措施，呼吸肌和肺部器官的功能就会逐年下降，导致气体交换的效率降低。

呼吸功能不仅会随着年龄增长而衰退，还会因为日常的压力而逐渐受到损害。如果你平时常常因为工作或人际关系等方面的问题而感到不安或烦恼，或者持续承受紧张和压力，那么你的呼吸功能可能已经受到了相当大的损害。如果不加以改变，年复一年地这样生活下去，那么突然发现自己的呼吸力已衰退得如此严重也就不足为奇了。

正如前文提到的，我认为人类的衰老是从呼吸开始的。当我们吸入的空气不足时，身心的所有活动都会受到影响。如果无法顺畅地进行气体交换，就无法产生充足的能量来支持身体的活动，肌肉、大脑、胃等器官，以及细胞的代谢活动就会陷入停滞，这些器官的功能也会随之下降。

在这种情况下，我们自然容易感觉不适和患病。我们的身体会变得沉重，容易感到疲劳；有些人可能出现肠胃不适、肩膀和腰部疼痛、难以入睡等症状。

呼吸力衰退还会导致自主神经功能的衰退，从而引发身体各个部位的问题。这些问题不仅影响身体，还会波及精神层面，导致人们容易烦躁和沮丧，内心变得脆弱而意志消沉。

换言之，身心出现的不适，追溯其根源，许多都是从呼吸开始的。如果放任呼吸器官功能衰退，最终会引发各种各样的问题，导致身心迅速老化。

请你回顾一下，你是否因为没有意识到呼吸的重要性而让自己的身心迅速老化？是否因为忽略了呼吸问题而遭受损失？

　　或许很多人会觉得，一直以来自己完全没有关心过呼吸问题，因而自己肯定已经损失了许多。我们不必为此而感到忧虑。只要从现在开始认真对待呼吸，好好进行护理和锻炼，呼吸力就会逐步恢复。通过锻炼来提升呼吸力，可以弥补之前的损失。

　　人的身心虽然会因呼吸而老化，但是同样也可以通过呼吸而复苏。呼吸具有这样的力量。当你能够很好地呼吸时，你就会拥有充足的活动能量，身体就不容易疲劳，可以轻松舒畅地活动，心情也会朝着积极稳定的方向转变；同时，器官和细胞也会充满活力地运转，周身的各种不适和问题也会减轻或得到治愈。

　　因此，请务必掌握优质呼吸的方法，使自己的身心焕然一新。我会在后面的章节中详细介绍如何才能做到优质呼吸。

　　总而言之，呼吸是摆脱身心不适的关键。呼吸具有抵抗衰老的力量。千万不要任由呼吸力衰退。我们要充分发挥呼吸的力量，让呼吸年龄降低，并减缓衰老的过程。

すべての不調は
呼吸が原因

第二章

什么才算是优质呼吸
关于呼吸力的七个反常识观点

在某种意义上,

二氧化碳比氧气更为重要

01

优质呼吸和
劣质呼吸是什么

如第一章所述，要想预防身体不适以及器官的老化和衰退，关键在于改善呼吸。不过，在介绍改善呼吸的技巧之前，我们必须首先明确一点，即"优质呼吸"究竟是指什么样的呼吸。

虽然我们想要改善呼吸，但如果不理解怎样进行气体交换才算是优质呼吸，怎样进行气体交换才算是劣质呼吸，那就无法深入讨论了。

实际上，关于优质呼吸和劣质呼吸，有相当多的人存在错误的认知，或者盲目相信一些广为流传的错误观点。

你认为下列观点是正确的还是错误的呢？认为正确的画√，认为错误的画 ×。

- 吸入大量氧气并不会让呼吸变得更轻松。（　　）
- 吸入过多氧气对身体不好。（　　）
- 为了减少活性氧的危害，最好进行适度的运动。（　　）
- 二氧化碳对身体起着不可或缺的作用。（　　）
- 经常用口呼吸容易使人痴呆。（　　）
- 连续多次深呼吸对身体有害。（　　）
- 深呼吸并不会让更多氧气输送到大脑和身体。（　　）
- 与腹式呼吸相比，锻炼胸式呼吸更为重要。（　　）

对于这些问题，你会做出怎样的回答？我想很多人都会陷入疑惑。其实，这些问题的答案都是√。

也许有人会纳闷，继而问道："怎么会这样呢？"接下来，我会详细解释其中的原因。

在本章中，我将探讨七个与呼吸相关的常见健康误区，并依次对其进行解释，来明确何为优质呼吸和劣质呼吸。通过这些解释，你会更清楚地了解什么是优质呼吸，从而明确如何锻炼呼吸。请务必掌握有关优质呼吸的正确知识，进而提升你的呼吸力。

02

观点一
氧气并不是越多越好

　　没有氧气人类就无法生存。我们通过吸入空气中的氧气，使其与体内的营养物质结合并发生反应，从而产生身体活动所需的能量。

　　也许是因为氧气对我们的身体至关重要，很多人误以为"氧气对身体有益无害""吸入氧气越多越好""吸入氧气越多呼吸就会越轻松"。然而，事实并不一定如此。相反，过量吸入氧气对身体不利，我们应该对此保持警惕。

　　我来解释一下其中的原因。大气中的氧气浓度保持在 20% 左右，人体也正是在这一浓度下才能够轻松地维持生命。氧气浓度过高或过低都对人体不利。氧气不能缺乏，但吸入过量也会对人体造成伤害。

　　实际上，还有一种被称作"氧中毒"的病症。这种病症常发生在潜水员长时间吸入高压氧气时，且可能导致痉挛或呼吸困难等症状。氧气浓度在 40% ～ 50% 时人体还勉强能应付，但超过了这个浓度时，人就会出现中毒症状。

　　我们在正常的生活环境中很少会出现氧气不足的情况，除非你在密闭的房间内持续烧火，或者前往海拔3 000 米以上的高原。当你做剧烈运动时，可能会出现短暂的氧气不足，但这只是暂时现象。在平地上正常活动时，几乎不会有需要额外补充氧气的情况出现。

　　即使我们为了健康而补充了氧气，呼吸也不会因此变得更加顺畅，身体也不会因此而感到更加舒适。这与氧气和血液中血红蛋白结合程度的指标——血氧饱和度有关。我们吸入的氧气在肺泡中溶于血液，与血液中的血红蛋白结合，并被输送到全身。在这一过程中，血红蛋白与氧气的结合程度达 97%，这几乎是两者结合的最大程度。

此时，由于氧气和血红蛋白的结合已经到了近乎饱和的状态，所以即使吸入比平时多的氧气，大部分多余的氧气也无法与血红蛋白结合，就会被浪费掉。

在外部气压增大的情况下，血红蛋白无法再与更多的氧气结合，这时少量氧气仍可直接溶于血液。然而，呼吸并不会因此而变得更顺畅。

总之，除非像 COPD 患者那样，因为血氧饱和度低需要吸氧，否则额外吸入更多的氧气没有多大意义。

相反，吸入氧气过多会增加活性氧的危害，且吸入过量高浓度氧气还有可能引发中毒症状，所以在使用吸氧器等设备吸氧时需要特别小心。请务必牢记"吸入氧气并不是越多越好"这一点。

很多人都知道，运动员经常用高原训练法进行训练。那么，你知道他们为什么特意在氧气稀薄的高原进行训练吗?

这其实是为了增加体内血红蛋白的含量。当人在高原环境下时,为了适应低氧气环境,肾脏会分泌一种促进红细胞增产的激素,从而增加红细胞的数量,血红蛋白的含量也会相应增多。

这样,体内增多的血红蛋白就可以结合更多的氧气,从而给组织和器官输送更多的氧气。当运动员从高原回到平原时,因为他们的血液能够输送更多的氧气,他们的心肺功能就得以提升,从而能够表现出更高的竞技水平。换言之,运动员们与其说是在通过高原训练法锻炼呼吸,不如说是在提升携氧能力。

对于我们这些普通人来说,如果在氧气稀薄的高原停留一段时间,也可以通过激发肾脏的潜在能力,使自己变成血红蛋白含量更多和能输送更多氧气的体质。这样一来,我们的身体状况也可能会有所改善,身体机能也会提高,变得不易疲倦。

但是,正如前文提到的,我们身体的设定是,只要身处平原,大气中含有约 20% 的氧气,身体就足以进行健康的活动。因此,如果不是为了在奥运会等赛事上拿奖牌，就没有必要特意去高原提高身体的携氧能力。

让我们简单了解一下活性氧（ROS）的问题。活性氧会加速细胞的老化，提高癌症的发病率。当我们进行剧烈运动时，体内容易产生大量活性氧。

但是，也不能因此就认为：因为运动会增加活性氧，所以不该进行运动。平时不运动的人更容易产生活性氧，而且，如果我们进行适度运动，体内的抗氧化酶——超氧化物歧化酶（SOD）的分泌会增加，从而能更有效地清除体内的活性氧。

因此，只要平时保持适度运动，完全不用担心活性氧过多的问题。实际上，为了促进健康，我们最好养成适度运动的习惯。

不过，关键在于"适度"二字。如果经常进行剧烈运动，体内就难免产生大量的活性氧。毕竟，活性氧是身体吸收氧气并产生能量的过程中必然会产生的"副产品"。

当你进行剧烈运动时，吸入大量的氧气并燃烧大量的能量，这些"副产品"自然也会随之增加。

因此，从这个层面上看，我们也应该注意避免吸入过量氧气。正如吃太多食物会导致热量过高，使你变胖或患上代谢疾病一样，吸入过量氧气同样也没有什么好处。

总而言之，氧气既不能过多，也不能过少，只要吸入适量的氧气并加以有效利用即可。为了维持呼吸功能、保持健康和防止衰老，我们每天都要吸入适度氧气，并进行适度运动。

03

观点二
二氧化碳可能比氧气更重要

就像我们小学时学过的那样，人类会吸入氧气，呼出二氧化碳。人体将氧气与营养物质结合产生能量，而代谢过程的产物就是二氧化碳和水。呼气时，我们将二氧化碳排出体外。

也许是因为人们对"二氧化碳是从体内排出的东西"印象深刻，很多人认为二氧化碳是身体完全不需要的废物，是像垃圾一样应该被扔掉的、对身体有害的东西。

　　然而，这是一种很大的误解。二氧化碳并不是身体不需要的东西。与此相反，它是身体不可或缺的东西，并对身体起着非常重要的作用。甚至在某种意义上，二氧化碳比氧气更为重要。

　　那么，二氧化碳到底有何重要性呢？那就是，二氧化碳对于维持体内的酸碱平衡起到了重要的调节作用。我来详细解释一下。

　　我们的身体状态本就经常发生变化，一旦稍有异样，就会失去平衡。你可能有过这样的经历：如果遇到天气持续不稳定，连续熬夜，或者持续偏食，身体状态就会立即下降。如果身体平衡严重失调，就有可能导致疾病或其他问题。

　　不过，人体内有一套维持身体状态平衡的系统，帮助组织和器官保持正常的生理功能，这个系统被称为"内环境稳态"。由于内环境稳态努力维持着体内环境的相对恒定，因而我们才能在身体状态没有大幅度地失去平衡的情况下，顺利度过每一天。

　　内环境稳态最重要的功能是维持体内的酸碱平衡，而能够细微调节这一平衡的物质就是二氧化碳。体内的酸碱平衡受到二氧化碳浓度的影响。二氧化碳多，体内环境偏向酸性；二氧化碳少，体内环境则偏向碱性。

一般情况下，人体内环境的 pH 值保持在 7.4 的弱碱性（pH 值 7.0 为中性）为最佳状态，过于偏向酸性或碱性都会引发身体不适或疾病。例如，在内环境偏向碱性引发的问题中，最常见的是通气过度综合征。

这是一种因二氧化碳排出过多而导致身体偏向碱性环境，从而引起心慌、胸闷、呼吸困难、头痛眩晕等症状的疾病。这种病虽然与压力和焦虑密切相关，但其诱因是体内二氧化碳含量的不足。

可以证明这一点的是，专家会建议患者在这种病发作时，对着塑料袋呼气，再吸入呼出的气体（由于存在窒息等危险，现已不建议自行操作）。其原理在于通过吸入自己呼出的气体，来补充二氧化碳，从而使体内的酸碱平衡恢复正常。

由此可见，足量的二氧化碳是维持我们体内平衡状态的关键。人体时刻监控着二氧化碳的浓度是否适当，并据此调节呼吸。也就是说，当二氧化碳含量过多时增加呼气量，过少时减少呼气量，人体就这样自动进行调节。

总而言之，正因为二氧化碳的浓度调节系统在起作用，人体才能保持内环境稳态。从这一点来看，说二氧化碳保护着我们的身体也不为过。现在你知道二氧化碳为什么如此重要了吧！

二氧化碳被"污名化"，部分原因是它被认为是造成全球变暖的温室气体之一。工厂大量燃烧石油和煤炭等化石燃料，释放出大量二氧化碳到大气中，这成为加速温室效应的原因之一。

现在，世界各国都设定了二氧化碳的减排目标，二氧化碳因此完全被妖魔化了。然而，正如前文所述，从医学和生理学角度来看，二氧化碳本身并不是有害的。我甚至认为，二氧化碳更像是一个在背后支撑着包括人类在内的所有动植物生命活动的重要角色。

我们只要活着就会呼吸，并持续产生二氧化碳。在地球上生存，这是必不可少的。因此，我们不要只关注二氧化碳的负面作用，也要看到二氧化碳的正面作用。和氧气一样，正因为有二氧化碳，我们才能每天呼吸并生存下去。

04

观点三
鼻呼吸比口呼吸更好

你有没有在夜间张着嘴睡觉，早上起床时嘴和喉咙干巴巴的情况？或者，你有没有不知不觉地半张着嘴，吃东西时感到呼吸困难的情况？如果有的话，你可能已经养成了口呼吸的习惯。

可能很多人已经知道，用嘴呼吸是非常不好的习惯。人类基本上是用鼻子呼吸的。或许有人会认为，无论是用鼻子呼吸，还是用嘴呼吸，吸进的空气都是一样的，所以用哪种呼吸方式都没关系。但实际上，用鼻子呼吸和用嘴呼吸是有很大差别的。

那么，两者到底有什么不同呢？

鼻呼吸最大的优点在于，鼻子自带具有保温和保湿功能的"集尘过滤器"。当通过鼻子呼吸时，鼻毛就会起到过滤器的作用，去除空气中的灰尘、花粉和其他异物。

而且，空气在经过鼻腔到达喉咙的过程中，会被调节到适宜的温度和湿度，从而以更加温和的形式进入喉咙和气管。

这种保温和保湿功能还能抑制喜欢低温和干燥环境的病毒之类的微生物的繁殖。也就是说，鼻子非常出色地起到了"空气调节器"的作用。相反，用嘴呼吸时，空气就会直接进入身体，而不经过这样的"空气调节器"。

冬天，干燥的冷空气直接进入喉咙、气管和肺部会怎样呢？冷空气的刺激会损伤喉咙和气管的黏膜。也许有人会因为这种刺激而不由自主地咳嗽。而且，干燥的冷空气中可能混杂着灰尘、花粉、细菌或病毒。如果灰尘或花粉进入体内，可能会引发过敏之类的症状；如果感冒或流感病毒侵入，它们可能会附着在喉咙的黏膜上大肆繁殖。

也就是说，如果平时习惯用嘴呼吸，人体的免疫力就会下降，容易引发各种不适和健康问题。那些经常感冒或喉咙不舒服的人，就要审视一下自己是否养成了口呼吸的习惯。

口呼吸的习惯之所以不好，还因为嗅觉功能会因此而衰退。

你知道吗？当你捏着鼻子吃东西时，很难尝出食物的味道。很多被鼻塞困扰的人也尝不出食物的味道。这表明，嗅觉对味道的感知能力有很大的影响。我们之所以能尝出食物的味道，是因为在咀嚼的同时，鼻子吸气时捕捉到了食物的气味。

然而，如果平时习惯于口呼吸，香味的刺激会减少，嗅觉就会逐渐衰退。这绝不是在危言耸听。嗅觉的衰退不仅会使生活质量下降，也会给大脑带来严重的负面影响。

人们在闻气味时，嗅觉信号直接传递到大脑的边缘系统，并对其产生强烈的刺激。边缘系统负责管理情绪、危机感知和处理记忆等功能。例如，嗅觉发达的小动物能瞬间捕捉到天敌的气味，从而察觉到危险并及时逃跑或隐藏。然而，如果它们的嗅觉衰退，就不能捕捉到这些重要的信号，刺激减少，边缘系统的功能也会随之衰退。

谈到大脑功能的衰退，令人担忧的是它可能会引发痴呆症。有研究表明，嗅觉衰退和痴呆症之间存在相关性。实际上，阿尔茨海默病的早期症状之一就是嗅觉衰退，也有研究称，口呼吸导致嗅觉衰退，进而容易导致痴呆症。

因此，为了防止嗅觉和大脑衰退，最好不要用嘴呼吸，而是用鼻子呼吸。

当然，谁都会在无意识中或多或少地用嘴呼吸，所以并不是说绝对不能用嘴呼吸。而且，对于患有肺部疾病、呼吸困难的人来说，有时口呼吸是更好的选择。

在充分了解鼻呼吸的优点和口呼吸的缺点之后，我建议你转向更好的呼吸方式。现在，市面上出现了一些可以防止睡觉时用嘴呼吸的产品。有口呼吸习惯的人不妨使用这些工具来改善呼吸方式。

05

观点四
深呼吸不一定会给健康加分

深呼吸对身体健康有好处——我们想当然地这样认为。的确，偶尔进行一两次深呼吸是没有问题的。深呼吸能使紧绷的胸腔得以扩张，肺内的气体得到交换，从而使残气得到更新。而且，深呼吸也有助于调整心情，放松身心。

然而，事实上，深呼吸在某些情况下对健康也可能产生负面影响，如连续进行 10 次深呼吸，连续进行 5 分钟深呼吸，或步行期间持续进行深呼吸等情况。换言之，连续或长时间进行深呼吸，可能会产生负面效果。这是因为，像这样有意识地持续进行深呼吸，会扰乱二氧化碳的调节系统的正常工作。

如前所述，二氧化碳在调节体内酸碱平衡和维持身体的内环境稳态方面起着重要作用。如果持续进行深呼吸，二氧化碳的调节系统就无法正常工作，这是因为，深呼吸是一种有意识的呼吸。

呼吸大致分为有意识呼吸（刻意呼吸）和无意识呼吸（代谢性呼吸）。大家在进行深呼吸的时候，通常会先意识到，"好，我现在要进行深呼吸了"，然后才会吸气和呼气。这样有意识地进行的呼吸就是刻意呼吸。做瑜伽时的呼吸、腹式呼吸、正念呼吸都可以归为刻意呼吸。

相反，无须刻意，自然进行的呼吸就是代谢性呼吸。这种呼吸由脑干的呼吸中枢控制，自动进行吸收氧气产生能量，并排出二氧化碳的代谢过程。

二氧化碳的调节系统只在代谢性呼吸时工作，而在刻意呼吸时不工作。因此，如果一直进行像深呼吸这样的有意识呼吸，二氧化碳的调节系统就无法工作，反而会破坏体内的平衡。

　　这里再重申一遍，偶尔进行一两次深呼吸是完全没有问题的。但是，维持我们内环境稳态的主要是无意识呼吸。如果进行与这种无意识呼吸差别巨大的有意识呼吸，就有可能产生不良后果。

　　我要纠正一个关于深呼吸的普遍误解。我们可能认为，深呼吸会让更多氧气输送到大脑及身体各处。

　　遗憾的是，这种观点是错的。即使进行深呼吸，身体吸收的氧气量也不会增加。正如前文所述，血氧饱和度反映了氧气和血红蛋白结合的程度，血氧通常在肺泡就达到了 97% 的饱和状态。因此，即便通过深呼吸将更多氧气吸入肺中，随着血液输送到身体的氧气也几乎不会增加。

　　虽然深呼吸可能会加快血液循环，改善血流状况，但这并不意味着会有更多的氧气被输送到身体的各个部位。当然，深呼吸能激活肺部器官，改善心情，是一种很好的保持健康的方法。但是，这并不是万能的健康方法。请不要被先入为主的错误观念所左右，要以正确的认识合理地指导深呼吸。

06

观点五
无意识呼吸是改善呼吸品质的关键

如前文所述，呼吸大致分为有意识呼吸和无意识呼吸。此外，还有一种会随喜怒哀乐、不安等情绪波动而变化的无意识呼吸，称作"情绪性呼吸"，后面的章节我们会专门进行讨论。

呼吸的三种类型分别由不同的大脑区域负责，概述如下：

- 有意识呼吸（刻意呼吸）：由大脑皮层（掌管思考、意志、判断等人类特有的能力以及运动和感觉的中枢）负责。
- 无意识呼吸（代谢性呼吸）：由脑干（掌管维持和控制生命功能的中枢）负责。
- 无意识呼吸（情绪性呼吸）：由边缘系统（掌管记忆功能等的中枢）中的杏仁核（掌管情绪的中枢）负责。

呼吸的三种类型如图 2-1 所示。

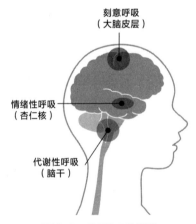

图 2-1 呼吸的三种类型

那么，基于这些知识，我们应该如何改善自己的呼吸呢？我认为，相较于浅快呼吸，深慢呼吸对身体更为有益。

当你进行深慢呼吸时，每次呼吸的换气量会增多，气体的交换从而更加高效。在英语中，潮气量，即肺部每分钟的换气量称为 tidal volume，这里的"tidal"一词意为"波浪"。

也就是说，像涌上来又退下去的波浪一样，以深沉而舒缓的节奏进行呼吸是最理想的呼吸方式。而且，以这样的方式进行呼吸，还能使情绪和心情变得稳定，使身心在良好的状态下度过每一天。

在这三种呼吸类型中，如果能在无意识呼吸（代谢性呼吸和情绪性呼吸）时实现深慢呼吸是最理想的呼吸状态。

当然，通过练习瑜伽、腹式呼吸、正念等有意识呼吸来训练深慢呼吸，也是不错的选择。不过，这类有意识呼吸通常只在你有意识去做时才会进行，即使你怀着热情和决心去做，也难以持之以恒。而且，起初你可能会努力践行这类呼吸方法，但随着时间的推移，动力就会减弱，最终很可能会半途而废。

相比之下，无意识呼吸是每个人每天都会不间断进行的。因为一旦这类呼吸停止，人就会死亡。因此，你可以通过训练使这种无意识呼吸变得深而慢。

提升无意识呼吸的能力，最直接、最有效的训练手段就是"强化呼吸肌"。也就是说，强化呼吸肌是提升呼吸力，使呼吸年龄降低的关键。虽然通过练习瑜伽、正念和腹式呼吸来改善呼吸也不错，但我认为通过强化呼吸肌来提升日常的无意识呼吸水平，才是改善呼吸的正途。关于这点，我会在下一章详细说明。

请务必牢记，要想改善呼吸，让日常的无意识呼吸变得深而慢是非常重要的。

07

观点六
胸式呼吸是被忽视的身体引擎

你认为腹式呼吸和胸式呼吸哪一种更好呢？腹式呼吸是通过腹部的横膈膜运动来进行呼吸，胸式呼吸是通过胸部的肌肉运动来进行呼吸。大多数人可能会认为腹式呼吸更好。

最近，电视上的健康节目和健康杂志等也在推崇腹式呼吸。有很多人可能认为深慢呼吸等于腹式呼吸。胸式呼吸经常被当作浅快呼吸的代名词。想必也有不少人认为胸式呼吸就是不能做太多的不好的呼吸。

　　然而我认为，要想真正提升呼吸力，应该更加注重训练胸式呼吸。因为呼吸的基础在于胸部。实际上，呼吸是通过肺部周围的呼吸肌和肺部下方的横膈膜共同作用进行的。也就是说，两者合力使肺部扩张或收缩。

　　但是，在维持呼吸方面发挥主要作用的是胸部。横膈膜的运动是由胸部的呼吸肌调节的，胸部起主导作用，横膈膜则起辅助作用。因此，我们要重点加强胸式呼吸训练。

　　我会在下一章就这一点进一步解释。可以说，胸部的呼吸肌是全年无休的劳动者。正因为胸部的呼吸肌夜以继日地使肺部扩张和收缩，我们才能够进行呼吸。

然而，正如前文所说，胸部的呼吸肌随着年龄的增长会逐渐老化，这会导致肺部无法充分扩张或收缩，从而增加肺内的功能残气量。而且，这会进一步导致呼吸变浅或气短等问题，呼吸功能的老化也会随之加剧。

不过，呼吸肌可以通过训练来强化。而且，就像手臂和脚部的肌肉一样，无论年龄多大，你都可以去增强它们的力量。如果早早开始强化呼吸肌，你不仅可以防止呼吸功能衰退，还很有可能降低呼吸年龄，并且长久地保持良好的呼吸功能。因此，从长远考虑，你也要锻炼呼吸肌，尤其是胸部的呼吸肌。

当然，腹式呼吸也没有什么不好。横膈膜在使肺部扩张方面发挥着不可或缺的作用。但是，横膈膜并不是用来收缩肺部的呼吸肌，所以锻炼它对减少功能残气量没有帮助。因此，要想提高整体的呼吸力，最好提升作为呼吸的基础的胸部呼吸肌的力量。

在声乐训练中，虽然我们强调腹式呼吸，但这并不意味着不使用胸部肌肉。能证明这一点的是，歌手的胸膛往往宽阔坚实，而有呼吸系统疾病的患者则普遍胸部瘦弱无力。

因此，我们应该重新认识胸式呼吸的重要性，并努力锻炼胸部的呼吸肌。通过强化胸部呼吸肌，提升呼吸力，让深而慢的优质呼吸成为一种习惯！

08

观点七
身心波浪线：一切由呼吸决定

　　呼吸既是调整身体的渠道，也是调整心灵的渠道。改变呼吸方法，身体和心灵也会随之改变。可以说，呼吸控制着我们的身体和心灵，因为呼吸与我们的自主神经系统密切相关。

　　自主神经系统是一套帮助我们顺畅地适应不同状况而切换身心模式的系统，它根据每一种具体状况来灵活切换身心的"油门"和"刹车"。而控制这个系统的，正是呼吸。

当我们呼吸急促的时候，自主神经系统紧张，这时交感神经会占据优势地位，就像给身心踩下了油门。与之相对的是，当我们呼吸舒缓的时候，自主神经系统放松，这时副交感神经会占据优势地位，就像给身心踩下了刹车。可以说，自主神经系统是以呼吸为输入信号进行身心调节的。

你可能知道，自主神经系统对我们的血液循环、心率、血压、体温、出汗以及内脏活动等多种功能起着调节作用。当自主神经功能失调时，这些调节功能就会失调，各种身心不适和疾病就会出现。也就是说，"油门"和"刹车"都失灵了，身体仿佛失去了控制。

通过调整呼吸，我们就可以防止自主神经功能失调。例如，当紧张和焦虑导致自主神经功能失调时，有意识地放慢呼吸，就可以恢复身心的平静。当精神松懈以及工作和学习缺乏动力时，有意识地加快呼吸，则可以刺激自主神经，为身心注入活力。

因此，可以通过调整呼吸来有意地控制自主神经系统，从而维护身体的健康。也就是说，我们可以从呼吸入手调节身体的状态，来帮助我们避免身体不适和疾病。

呼吸与我们的情绪变化也密切相关。正如前文所述，情绪激动时呼吸会随之加快，情绪平静时呼吸也会随之平稳，呼吸和情绪是一体的。

　　这种呼吸就是前文提到过的三种呼吸类型中的"情绪性呼吸"。这种呼吸会随着喜怒哀乐、不安、焦虑、恐惧等情绪的变化而变化。相应地，我们也可以通过使情绪性呼吸变得平稳来稳定情绪。

　　正如前文所述，在东日本大地震后，我们帮助受灾的孩子们的呼吸变得稳定，最终促使他们的心灵和情绪变得平静。类似地，如果呼吸得到调整，心灵也会自然而然地得到调整。因此，改善呼吸方式也能带来情绪状态的改善。从呼吸入手，就可以实现对心理状态的调整。

　　由此可见，呼吸对我们的身心有着巨大影响，所以"呼吸控制着身心"这一说法是成立的。或许，只要改善了呼吸，人的整个状态就可以调整到位。当人的呼吸节奏达到深而慢的"波浪线"状态时，也许身体和心灵也会随着这种节奏进入良好的状态。

因此，为了把身心调整到最佳状态，我们要调整呼吸。请务必通过训练来提升呼吸力，使身心保持健康的状态。

关于应该如何进行训练，我将在下一章进行详细说明。让我们培养优质呼吸，提升呼吸力，并通过呼吸来更好地控制身心状态吧!

すべての不調は
呼吸が原因

第三章

锻炼呼吸肌，有助于延长寿命
提升呼吸力的五个方法

呼吸肌变硬是导致

呼吸功能衰退的重要因素

01

肺部不会自行膨胀

　　我们之所以可以吸气和呼气，是因为肺部在扩张和收缩。然而，事实上，肺这一器官并不能自主扩张。虽然肺会像充气后的橡胶气球一样，通过自身的弹性回缩，但不借助外力，肺部就无法完成呼吸所需的扩张和收缩。那么，究竟是"谁"在帮助肺部完成这些动作呢？

　　正是呼吸肌在发挥作用。呼吸肌是通过活动胸部使肺部扩张和收缩的一组肌肉的总称。肺本质上是个装在胸腔

中的"气球"，自身无法完成任何动作。呼吸肌通过舒张
和收缩来使这个"气球"扩张和收缩，当呼吸肌使肺部扩
张时，空气自然被吸入；当呼吸肌使肺部收缩时，空气自
然被排出。

因此，呼吸这一过程离不开呼吸肌的作用。人类不呼
吸就无法生存，所以正是因为有呼吸肌全年无休地工作，
我们才能安然地活着。

然而正如前文所述，呼吸肌会随着年龄的增长而逐渐
失去弹性，功能也会逐渐衰退，导致肺部气体交换能力下
降，功能残气量增加，从而引起呼吸困难、喘不上气等各
种问题。

当然，呼吸力下降的原因，除呼吸肌功能衰退外，还
有年龄增长、压力过大、体态不良、肺部弹性减弱以及肺
部和咽喉疾病等多种因素。

不过，在众多因素中，解决呼吸问题最直接、最有效

的手段是通过锻炼呼吸肌来恢复其功能。也就是说，为了防止呼吸力衰退或为了提升呼吸力，强化呼吸肌是最佳捷径。通过强化呼吸肌的训练，你可以恢复顺畅的呼吸，使呼吸年龄降低。

　　在这一章中，我们会一边介绍呼吸肌的工作机制，一边探讨如何有效地强化呼吸肌的功能。

02

呼吸肌的
领衔主角是肋间肌

　　让我们先来了解一下呼吸肌是一组什么样的肌肉。肺部被肋骨包围着，位于被称作"胸腔"的笼状空间里。呼吸肌包围着整个胸腔，通过舒张和收缩胸腔来使肺部活动。

　　广义上，呼吸肌包括 20 多块肌肉，是所有与呼吸运动有关的肌肉的总称。这些位于胸腔周围的肌肉协同工作，通过协同发力来使胸腔扩张和收缩。呼吸肌主要包括沿着肋骨分布的肋间肌、位于胸部表层的胸大肌、使肺部上下活动的横膈膜，以及腹肌、背肌、颈部和肩部周围的肌肉等。

在所有这些呼吸肌中，肋间肌和横膈膜发挥着尤为重要的作用，其中肋间肌在呼吸运动中起主导作用，横膈膜起辅助作用。因此，可以说肋间肌是为我们的呼吸运动提供根本支撑的呼吸肌。因此，大家在锻炼呼吸肌的时候，也应该把重点放在肋间肌的锻炼上。

在本书中，我会经常使用"锻炼胸部呼吸肌"这样的表述，这里的"胸部呼吸肌"通常指的就是肋间肌。

以肋间肌为中心的呼吸肌，虽然在人吸气的时候使肺部扩张，在呼气的时候使肺部收缩，但没有一种肌肉可以同时承担吸气和呼气的双重任务。实际上，呼吸肌分为负责吸气的肌肉和负责呼气的肌肉，两者协同运作，使肺部交替进行吸气和呼气的运动。

负责吸气的肌肉叫作"吸气肌"，负责呼气的肌肉叫作"呼气肌"，它们分别起到如下作用：

- 吸气肌：负责吸气的呼吸肌。通过扩张胸腔使肺部扩张。肺部扩张形成负压，空气在外界压力下被自动吸入肺中。
- 呼气肌：负责呼气的呼吸肌。通过收缩胸腔使肺部收缩。肺部收缩形成正压，空气在内部压力下自动从肺内排出。

对于肋间肌来说，负责吸气的吸气肌是外肋间肌，负责呼气的呼气肌是内肋间肌。也就是说，外肋间肌使胸腔扩张后，内肋间肌会使胸腔收缩。吸气肌和呼气肌通过相反的运动不断进行收缩和舒张，从而使人实现呼吸。

两块肌肉就是这样"一唱一和"，默契地完成着各自的任务。正因为有吸气肌和呼气肌的这种绝妙配合，我们的呼吸才能够实现。

呼吸肌的构造如图 3-1 所示。

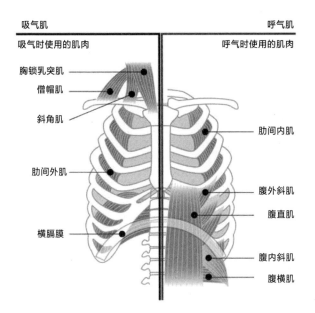

吸气肌 | 呼气肌

吸气时使用的肌肉 | 呼气时使用的肌肉

胸锁乳突肌

僧帽肌

斜角肌

肋间内肌

肋间外肌

腹外斜肌

腹直肌

横膈膜

腹内斜肌

腹横肌

图 3-1 呼吸肌的构造

03

肋间肌是
独一无二的"天选肌肉"

　　胸部呼吸肌，即肋间肌，相较于其他肌肉而言有个非
常显著的特点。那就是，它几乎完全由红肌组成。

　　肌肉分为白肌和红肌，白肌又称作"快肌"，是快速
运动时使用的肌肉。其特点是能瞬间爆发巨大的力量，短
跑运动员的肌肉中白肌所占比重较高。红肌又称作"慢
肌"，是缓慢运动时使用的肌肉。其特点是耐力强，不易
疲劳，马拉松运动员的肌肉中红肌所占比重较高。

不过，大多数人的肌肉中白肌和红肌大约各占一半。对于鱼类来说，它们的肌肉成分就有偏向其中一方的情况，比如，比目鱼是白肉，金枪鱼是红肉。但对人类来说，每束肌肉中红肌和白肌通常混合在一起，并没有全是白肌或全是红肌的情况。无论是手臂肌肉、腿部肌肉还是躯干肌肉，各个部位的肌肉大多是红肌和白肌约各占一半。

但是，肋间肌是例外。同样是呼吸肌，横膈膜和胸大肌的白肌和红肌大致各占一半，唯独肋间肌几乎全是由红肌组成。特别是内肋间肌，白肌仅占 3%。

为什么只有肋间肌几乎全是红肌呢？这恐怕是因为它肩负着一生维持呼吸运动的使命。无论是在人睡着还是醒着时，呼吸肌都片刻不休息。无论人已活了 70 年还是 80 年，甚至有可能是 100 年以上，呼吸肌都必须持续进行收缩运动。因此，这种肌肉几乎完全是由不易疲劳、耐力强的红肌组成。

可以说，肋间肌在某种意义上是"天选肌肉"。正因如此，我们必须珍视肋间肌这种特殊的肌肉，好好地对其进行护理。我认为只要通过训练这种特殊的肌肉来保持呼吸功能的强健，我们就能保持身心健康，并使自己年轻且长寿。

毫无疑问，胸部呼吸肌具有"特殊的力量"。因此，请务必强化肋间肌和呼吸力，从而释放这种特殊的力量。

04

胸部呼吸肌
热爱有氧运动

如何通过训练来提升肋间肌的功能呢？简单地说，呼吸肌最喜欢有氧运动。通过步行、慢跑、有氧操等有氧运动，就可以提升其功能。也许，听到"有氧运动"，有人会疑惑："锻炼肌肉不应该是进行无氧运动吗？"

确实，如果要锻炼普通肌肉，有效的锻炼方式是力量训练等无氧运动。如果要锻炼快肌（白肌），做些力量训练，比如举哑铃、深蹲之类需要瞬间发力的运动更为有效。我想应该有不少人为了强化腰腿力量或增大胸肌，每天都进行这样的力量训练。

但是，肋间肌和普通肌肉不同，它几乎完全是由红肌组成。因此，就算做了能够有效锻炼白肌的力量训练也几乎没有效果，相反，我们必须进行能够有效锻炼红肌的训练。也就是说，要做有氧运动。

本质上，红肌是一种通过大量摄取氧气来发挥力量的肌肉。它在运动中摄取氧气，然后利用氧气产生能量，进而利用这些能量来驱动身体运动。由于这种肌肉可以把氧气源源不断地转换成能量，所以即便长时间运动它也不容易疲劳，并且能够发挥出优秀的耐力。

因此，我建议对"红肌肋间肌"进行摄取氧气的训练。因为呼吸肌必须在人的一生中持续进行收缩运动，这就需要强大的耐力。为了发挥出这种耐力，我建议每天进行有氧训练来强化肌肉，并维持和增强肌肉耐力。

至于该进行哪些有氧运动，我们将在后文探讨。总之，在这里请记住，锻炼胸部呼吸肌的有效手段不是力量训练，而是有氧运动。

05

锻炼胸部呼吸肌的
五个要点

呼吸肌是我们日常使用的肌肉中最基本的肌肉之一。无论是白天还是夜晚，在工作时还是在睡觉时，在高级餐厅吃饭时还是在附近的便利店买东西时，在洗澡时还是在上厕所时，呼吸肌都不眠不休地进行舒张和收缩运动，来帮助我们吸入和呼出空气。

像呼吸肌这种在日常生活中一直使用的肌肉，最好是在日常生活中锻炼它。在日常的生活中稍微下点功夫，或多加注意，逐渐形成一种好的生活习惯，呼吸肌在不知不觉中就会得到锻炼。采用这种锻炼方式会达到最理想的锻炼效果。

那么，要想通过这种方式增强呼吸肌的力量，在日常的生活中需要注意什么呢？经过筛选，以下五个要点尤为重要。

1. 挺胸直背，保持良好体态。
2. 做伸展操，让呼吸肌变得柔韧。
3. 发出长音或唱歌。
4. 做彻底呼气的训练。
5. 进行有氧运动和耐力运动。

这五个要点既能在日常生活中强化肋间肌，又能长久保持呼吸功能健康。

接下来我会逐一解释这五个要点为什么重要。具体的呼吸肌训练方法将在第四章中介绍。但在此之前，请务必明确日常生活中应该注意些什么。

挺胸直背，保持良好体态

第一个要点是体态问题。呼吸质量的高低与平时姿势的好坏密切相关。

请稍微回想一下自己平时的体态。你平时是否习惯挺胸直背，保持良好体态？还是说，你总是弓着背，保持弯腰驼背的姿势？如果是后者，那就表明你可能无法充分使用呼吸肌。有些人因为这个原因而导致呼吸功能的下降。

为什么不能总弓着背，或做出弯腰驼背的姿势呢？这是因为，当你弓着背时，胸腔就无法充分扩张。

胸腔是由肋骨保护的空间，肺位于其中。如前所述，呼吸肌通过舒张和收缩胸腔来帮助肺部活动。然而，如果你平时就弓着背，蜷缩着肩膀，或者头部前倾，胸腔扩张的范围就会自然缩小。原本可以 100% 扩张的胸腔，却因为体态的原因，可能只扩张到 70% 或 80% 左右。这就意味着你无法充分使用呼吸肌。

换言之，如果这种无法充分使用呼吸肌的状态和胸腔无法充分扩张的状态持续下去，你的呼吸就会变浅，功能残气量就会增加，呼吸功能就容易下降。所以，平时体态不佳、习惯了驼背姿势的人，必须通过挺胸直背来改善体态，从而使胸腔得到充分扩张。

为了保持良好体态，强化支撑整个人体的躯干肌肉也非常重要。具体来说，需要保持竖脊肌和腰大肌等躯干内层肌肉的力量。这些肌肉在人体中起到了"顶梁柱"的作用，如果这些肌肉变弱，就难以承受头部和上半身的重量，上身就会不断前倾，形成弯腰驼背的姿势。

因此，为了防止这些肌肉变弱，平时应养成做力量训练的习惯。即使不进行高强度的力量训练，做些轻度的深蹲或跨步等简单的训练、项目也会非常有效。

改善体态的关键是要"树立意识"。例如，平时就要有意识地将头部后收 3 厘米，尽量避免低头和身体前倾，尽可能挺胸，双肩后移，收紧腹部，挺直背部。只要平时有意识地做这些动作，你的体态就会有显著的改善。

走路的时候，要抬头挺胸，保持背部挺直，把膝盖伸直，有节奏地行走。当你以这种良好姿势行走时，每次呼吸时胸腔就可以大幅扩张，这对提高呼吸功能也非常有益。

请记住，改善呼吸力从改善平时的体态开始，努力养成挺直脊背的良好姿势。

做伸展操，让呼吸肌变得柔韧

第二个要点是做呼吸肌伸展操。

我一直以来都推荐将做呼吸肌伸展操作为提高呼吸肌功能的实用方法。具体的方法我会在下一章介绍。是否做呼吸肌伸展操会对呼吸肌的功能产生很大影响。

通过做呼吸肌伸展操，呼吸肌能够恢复到柔韧且富有弹性的状态，从而带动胸腔大幅度地扩张，同时使肺部充分地扩张，实现更深、更慢的优质呼吸。

为什么做呼吸肌伸展操如此有效呢？这是因为肌肉在随着做伸展运动而收缩时，可以增加其弹性，从而变得更加柔韧。

呼吸功能衰退的主要原因之一就是随着年龄的增长，呼吸肌会逐渐老化，变得僵硬。任何肌肉一旦变得僵硬，就无法充分收缩，导致活动能力下降。同样地，胸部的呼吸肌一旦变得僵硬，胸腔就不能充分扩张，肺部也无法充分扩张，呼吸因此会逐渐变浅。这样一来，功能残气量就会增加，从而引发呼吸困难、喘不上气等各种身体不适和问题。

而且，当我们的肺无法充分扩张时，呼吸肌会通过更加强烈的舒张和收缩帮助肺部工作，导致呼吸肌变得越来越疲劳和僵硬。尤其值得注意的是，高龄人群容易陷入一种恶性循环，即呼吸肌变硬→肺部无法充分扩张→呼吸肌过度工作→呼吸肌进一步变硬→呼吸功能下降。

由此可见，呼吸肌变硬是导致我们呼吸功能衰退的重要因素。因此，做呼吸肌伸展操对于维持和恢复呼吸功能非常有效。

当我们做呼吸肌伸展操时，肌肉会恢复弹性并变得柔韧的原因与"触变作用"这一机制有关。

简单来说，触变作用指的是肌原纤维（肌肉纤维的最小单位）之间的连接部分变得松弛和柔软的现象。肌原纤维像织物的针脚一样交错连接（称作横桥），肌肉在拉伸刺激下收缩时，横桥的连接部分会被拉伸并变得柔软，从而使肌肉更加灵活地伸展和收缩。这种作用可以使呼吸肌恢复弹性，进而能够更加灵活地大幅度运动，从而使肺部能够更大幅度地扩张和收缩。

保持呼吸肌的柔韧度是关键。平时做呼吸肌伸展操，可以使呼吸肌保持柔韧和富有弹性，这样呼吸肌才能长久地保持健康并持续工作下去。

因此，请务必参照第四章的方法，平时坚持做呼吸肌伸展操。通过软化扩张胸部的肌肉，掌握深而慢的优质呼吸，从而防止呼吸功能衰退。

发出长音或唱歌

第三个要点是发出声音。

你在日常生活中会努力发出声音吗？当然，我们会和家人聊天，或者在公司和同事交谈。但是，你是否曾在深呼吸后，用力发出又响又高的声音或者唱歌？也许有不少人会感叹："确实很久没有发出过那样的声音了啊……"

实际上，大声发出长音对于防止呼吸肌老化非常重要。发声的原理是通过声带振动将从肺部呼出的气体转化为声音。因此，大声发出长音意味着大幅度、长时间地呼气。如果你平时经常大声发出长音，就会逐渐习惯大幅度、长时间地进行气体交换，进而掌握深慢呼吸。

大声发出长音还有助于拉伸呼吸肌和扩张肺部。经常听别人说"要从腹部发声"，当你端正体态后发出响亮的声音或唱歌时，你会感觉到胸腹在扩张和收缩。这表明呼吸肌在频繁伸缩，以使肺部扩张和收缩，这对呼吸肌和肺部来说是很好的拉伸运动。因此，请在日常生活中增加大声发出长音的机会。

虽然我会在下一章具体介绍这一点，但在日常生活中就有各种各样有趣的大声发出长音的方法。你可以朗诵诗歌，或者唱卡拉 OK。

请务必根据自己的生活节奏，将发出声音作为维持呼吸功能的手段加以利用。

做彻底呼气的训练

第四个要点是做彻底呼气的训练。

如前面章节所述，随着呼吸功能的衰退，功能残气量会逐渐增加。由于呼吸肌力量的减弱，肺部无法充分扩张和收缩，导致呼气时肺内残留的气体量增加。因此，做彻底呼气的训练，有助于尽可能地排尽肺内的气体。

尽管我们无论如何都无法彻底排出肺内的空气，但如果平时经常进行彻底呼气的训练，呼吸肌就能够更大幅度地活动，使肺部更充分地扩张和收缩。这样一来，你就可以更深、更慢地呼吸，从而减少肺内的功能残气量。

一般来说，进行一些可以锻炼肺活量的训练有助于做彻底呼气的训练。虽然我会在下一章中具体介绍这一点，但在日常生活中有许多可以愉快进行的训练方法，比如吹箭和乐器演奏等。

总而言之，如果你有彻底呼气的能力，就意味着你的呼吸肌足够有力，也意味着你的呼吸年龄较低。请务必锻炼彻底呼气的能力，让你的呼吸功能保持强健。

进行有氧运动和耐力运动

第五个要点是进行有氧运动和耐力运动。

有氧运动能够提升胸部呼吸肌（肋间肌）功能的理由，我在前文已经解释过了。在此，我来介绍一下在日常生活中应该进行何种有氧运动。

有氧运动多种多样，包括步行、慢跑、马拉松、游泳、水上有氧操、骑行以及有氧操等。一般来说，进行任何一种有氧运动都可以。每一种有氧运动都有提升胸部呼吸肌耐力的效果，所以视自己的年龄和体力，选择自己喜欢的运动即可。

不过，在众多有氧运动当中，最简单、最容易坚持的运动还是步行。如果你没有特别想做或特别喜欢的运动，我建议你还是先从步行开始，并逐渐养成习惯。

步行的时候，可以设定时间和地点，比如每天在公园走 30 分钟或每隔一天走一个小时。不过，我建议你尽量将步行融入你的日常生活中，随时随地步行，例如下班后从车站步行 20 分钟回家、步行去附近的超市买东西、步行去 ATM 机取钱等。在生活中选择步行，不仅可以使你提高运动效率，还更容易让你坚持下去。

另外，步行时要注意挺胸直背，保持良好的体态。如前所述，良好体态可以使胸腔得到充分扩张，让你在步行时能够深呼吸。

不过，也不用过于关注步行时的呼吸方式。如果过度关注"一边做深呼吸一边走路"，反而会降低二氧化碳的调节功能。因此，只需像平时一样呼吸，用和平时一样的节奏走路即可。

对于那些想要像做运动一样认真步行的人，可以选择不至于气喘且有节奏的健步走。研究表明，节奏感强的健步走可以促进大脑分泌更多的血清素和多巴胺等物质。这些物质有稳定情绪以及使心态变得积极的作用。通过步行有望获得这些效果。

步行等有氧运动和耐力运动，就如同使胸部呼吸肌持久保持健康的"营养"一样。因此，请在日常生活中定期"补充营养"，让呼吸更愉悦。

正如前面所说，肋间肌几乎完全是红肌，需要大量吸收氧气的有氧运动就像是"充满营养的大餐"。如果经常给呼吸肌"进补"这样的大餐，呼吸肌肯定会变得更加活跃，长久地保持健康，直到老年也不会衰退。

关于提升呼吸功能，在下一章中我有特别推荐的步行方法。请务必参考这些方法，让有氧运动更好地融入日常生活中。请通过运动这种"营养"让呼吸肌愉悦，使你的呼吸功能长久保持健康。

06

强化呼吸肌，
延长健康寿命

到目前为止，我们已经探讨了呼吸肌的功能有多么重要，以及如何防止呼吸肌功能的衰退。你不妨回顾一下自己的情况，你是否有信心让自己的呼吸肌保持柔韧？你是否有信心让自己的呼吸功能保持强健？如果哪怕你感到一丝不安，我都建议你马上开始呼吸肌训练。

由于呼吸基本上是一种无意识的身体活动，所以很多人觉得"现在我也没有什么不适，应该没关系吧"，然后就放任不管。然而，如果放任不管，随着时间的推移，呼吸肌的功能就会下降，你迟早会发现自己的身体状况已经恶化到了一定程度。因此，即使没有不适症状，也最好尽早开始训练。

如前所述，人的生死取决于呼吸。有些人因为保持了良好的呼吸状态而长寿，而有些人因为呼吸肌过早失去功能而早逝。因此，如果你不想成为后者，那么就应该从现在开始采取措施。是什么都不做任由呼吸肌衰退，还是努力采取措施保持呼吸肌强健，对我们的健康寿命有着巨大的影响。

你知道日本人的健康寿命比平均寿命短 10 岁左右吗？ 2017 年公布的数据显示，日本女性的平均寿命为86.99 岁，男性为 80.75 岁。然而，无论男女，健康寿命都比平均寿命短了 10 岁左右。

健康寿命指的是一个人在健康、日常生活可以自理的状态下的生存年数。换言之，健康寿命和平均寿命之间 10年的差距，表示很多人需要在这 10 年里依靠别人的帮助和护理才能生存，其中不乏一些长期卧床的人。

然而，如果我们努力强化呼吸肌并保持呼吸功能，就可以消除健康寿命和平均寿命之间的 10 年差距。

换言之，通过锻炼呼吸，我们可以将健康寿命延长 10 年。这样一来，我们就能在不需要他人护理或卧床不起的情况下，健康长寿，直到生命的最后一天。

我们健康生活所需的基础活动主要是由日常的呼吸运动所支撑的。所以，是否容易疲劳，能否活动，血液循环和代谢的好坏，各器官是否可以正常工作，几乎都与呼吸有关。

人类健康生活的时间，在很大程度上取决于呼吸的好坏。能否保持良好的呼吸功能，决定了人类能否延长健康寿命。因此，我们要强化呼吸功能，强化健康生活的基础。只有每天锻炼呼吸肌，进行深而慢的优质呼吸，才能抵御身体的老化和器官功能的衰退，维持健康和长寿。

延长健康寿命的秘诀就在于呼吸。呼吸是为心灵和身体提供生命力的源泉。请务必要发挥呼吸的力量，保持充满活力的身心，直到生命结束的那一天。

すべての不調は
呼吸が原因

第四章

每天五分钟，获得最棒的呼吸
马上能实践的十一堂呼吸力训练课

长时间发出声音，长时间持续呼气，

可以有效提升呼气肌的功能

01

高效提高呼吸力的训练课

在本章，我将具体介绍一些提升呼吸力的训练方法。我先把整体的训练课按照类别列出。

总共有十一堂训练课。当然，我们并不是必须全做。其中训练课一的"呼吸肌伸展操"对训练呼吸肌的效果很好，是最基础的训练课，所以建议每天优先进行这项训练。

高效提升呼吸力的训练课

〈软化呼吸肌的伸展操〉

训练课一　呼吸肌伸展操

〈彻底呼气的训练〉

训练课二　吹箭运动

训练课三　吐水果籽比赛

训练课四　挑战吹奏乐器

〈基于"声音"和"歌曲"的训练〉

训练课五　音声瑜伽

训练课六　吟诗、唱歌、吟诵

训练课七　朗读好文章

训练课八　呼吸肌卡拉 OK

训练课九　洗澡时唱歌

〈呼吸肌步行〉
训练课十　呼吸肌伸展操 + 健步走
训练课十一　呼吸肌伸展操 + 爬楼梯

从训练课二开始，我建议从各个类别中选择一个进行训练。比如，每天进行训练课一的"呼吸肌伸展操"训练，而训练课四的"吹奏乐器"和训练课七的"朗读好文章"。每隔一天交替进行训练，然后周末尝试训练课十的"呼吸肌伸展操 + 健步走"训练。你可以根据自己的喜好和生活方式，灵活组合这些训练课。

所有训练课都很容易上手，并且充满乐趣。这些训练课也不需要花费太多时间，如果只做呼吸肌伸展操，5 分钟就足够了。

请务必将这些训练融入日常生活中，并坚持下去。通过这种方式，你可以有效强化呼吸，获得"最佳呼吸"且保持健康。

02

训练课一
呼吸肌伸展操

我先从"呼吸肌伸展操"开始介绍。

先从基础部分开始。如前所述，进行呼吸训练时，保持良好的姿势很重要。如图 4-1 所示，双脚与肩同宽站立，挺胸直背，保持身体直立。

在做伸展操过程中，呼吸要遵循以下原则：用鼻子慢慢地吸气，用嘴慢慢地呼气。特别是呼气的时候，要尽量用吸气时两倍左右的时间来呼气。

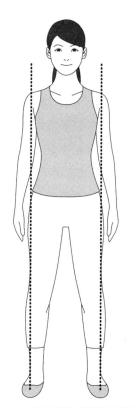

图 4-1　呼吸肌伸展操的准备姿势

步骤① 上下活动肩部
次数：3～6次

现在开始做呼吸肌伸展操。步骤①是通过上下活动肩部来放松肩部肌肉。上下活动肩部是伸展呼吸肌的热身运动。因为在做呼吸肌伸展操过程中，会频繁地活动上半身，所以需要先让肩部放松下来。放松肩胛骨，便于胸部的扩张。

呼吸质量差的人通常双肩前倾，肩膀和肩胛骨周围的肌肉处于紧绷状态，因此造成了含胸驼背的体态。请配合舒缓的呼吸进行伸展，放松这些部位。

在步骤①中，掌握吸气和呼气的时机非常重要。双脚与肩同宽站立，一边用鼻子慢慢地吸气，一边提起双肩。吸气完毕后，一边用嘴慢慢呼气，一边放下双肩。虽然仅通过上下活动肩部我们就可以掌握呼吸的时机，但如果能尽可能地前后慢慢地转动肩膀，效果会更好。一边向前转动肩膀，一边提起肩膀；再一边向后转动肩膀，一边放下肩膀。肩部僵硬的人应格外用心地练习。

上下活动肩部

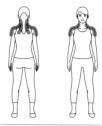

拉伸部位

吸气肌

① 一边慢慢吸气，一边提起肩膀。

② 一边慢慢吐气，一边将肩膀向后转，再放下来。

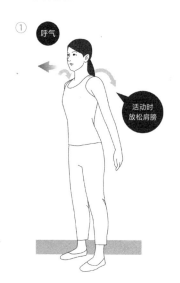

① 呼气

活动时放松肩膀

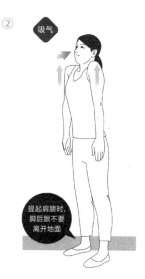

② 吸气

提起肩膀时，脚后跟不要离开地面

107

步骤② 颈部拉伸
次数：3～6次

步骤②是放松颈部肌肉，让吸气变得更加顺畅的锻炼颈部拉伸的伸展操。

当颈部肌肉收缩时，肩部就会抬高，锁骨也会上提。研究表明，即使是胸、腹部呼吸肌麻痹导致不能顺畅呼吸的患者，也可以通过上下活动锁骨进行换气。运动时也是一样，例如，在进行马拉松等运动时，一旦呼吸变得困难，肩部就会参与调节呼吸。

首先，双脚与肩同宽站立，一边慢慢吸气，一边把头向一侧倾斜。与此同时，伸展倾斜一侧的手臂，就像用手掌推空气一样。通过伸展手臂，颈部的肌肉会得到更强烈的拉伸。然后，用嘴慢慢呼气，同时恢复到起始姿势，另一侧也如此进行。这个动作重复做3～6次。

颈部肌肉是在吸气时起作用的肌肉。我们吸气时，此处的肌肉会得到拉伸。颈部肌肉僵硬也是肩膀僵硬的原因。请务必保持颈部肌肉的放松和柔韧。

颈部拉伸

吸气肌

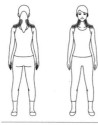

拉伸部位

① 一边慢慢地吸气，一边把头向一边倾斜。

② 一边慢慢地吐气，一边恢复到原来的姿势左右交替进行。

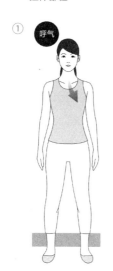

① 呼气

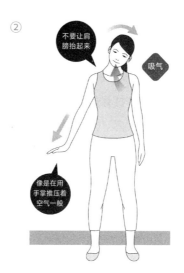

② 不要让肩膀抬起来

吸气

像是在用手掌推压着空气一般

109

步骤③　胸部拉伸
次数：3～6 次

步骤③是扩张胸腔，使气体交换容易进行的伸展操。

首先，双脚与肩同宽站立，双手放在胸的上部。用嘴慢慢地呼气。

然后，伸直背部，稍微抬起下巴，把头稍微向后拉，同时慢慢地用鼻子吸气。

在此过程中，注意要用放在胸部的手用力按压因扩张而鼓起的胸部。

最后，一边用嘴慢慢地呼气，一边放松手部的力量，恢复到起始姿势。这个动作重复做3～6次。

只要养成做这个伸展运动的习惯，你就能大幅度扩张胸腔进行呼吸。

不过，在吸气时，注意不要过度后仰，以免缩小胸部空间，影响锻炼的效果。

胸部拉伸　　　　吸气肌

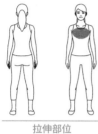

拉伸部位

① 双手放在胸的上部，慢慢吐气。

② 一边慢慢吸气，一边用手按压扩张的胸部。然后，一边慢慢吐气，一边放松手部力量，恢复到起始姿势。

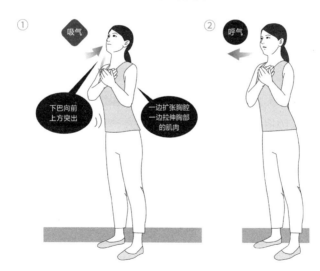

① 吸气

下巴向前上方突出

一边扩张胸腔一边拉伸胸部的肌肉

② 呼气

111

步骤④　躯干拉伸
次数：3～6次

　　呼气的时候要使用胸部下方的躯干肌肉。步骤④是一边保持身体平衡，一边放松躯干肌肉的伸展操。

　　首先，双脚与肩同宽站立，双手交叉相握放在脑后，慢慢地用鼻子吸气。

　　然后，一边慢慢地用嘴呼气，一边将手臂向上伸展。在此过程中，手掌不要翻过来，保持手背朝上。伸展手臂时，脚后跟要贴在地板上。

　　最后，放下手臂，恢复到起始姿势结束。这个动作重复做3～6次。

　　有余力的人可以再加一个伸展运动。当你伸展手臂时，一边将手臂向后拉，一边用嘴呼气，尽量呼出所有的空气。

　　只要坚持练习，你的呼气肌就会变得柔韧，呼吸就会变得更加轻松。

　　注意，肩膀无法活动的人请跳过这套动作。

躯干拉伸

呼气肌

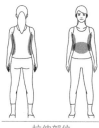

拉伸部位

① 双手的手指交叉放在脑后，慢慢地吸气。

② 一边慢慢地吐气，一边将手臂向上伸展。回到起始姿势，慢慢地呼吸。

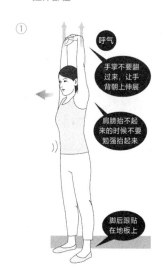

① 呼气

手掌不要翻过来，让手背朝上伸展

肩膀抬不起来的时候不要勉强抬起来

脚后跟贴在地板上

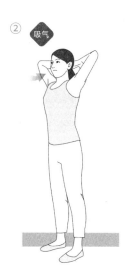

② 吸气

步骤⑤　背部与胸部拉伸
次数：3～6次

步骤⑤是提升呼吸肌柔韧性的伸展操。

首先，双脚与肩同宽站立，双手在胸前交叉相握。然后，慢慢地用鼻子吸气，再慢慢地用嘴呼气。

然后，一边用鼻子吸气，一边将手臂缓缓向前伸展，同时弓起背部。一边慢慢地吸气，一边尽可能地弓起背部，直到吸完气为止。

这里有一个小技巧：弓起背部时，想象自己抱着一个大球。把重心放在脚后跟，膝盖稍微弯曲，这样就可以在不失去身体平衡的情况下，顺利弓起背部。

当背部充分弓起时，一边用嘴呼气，一边恢复到起始姿势。这个动作重复做3～6次。

这个拉伸运动可以伸展背部和胸部上部的肌肉，以增强肺部吸气的功能。这个伸展操效果很好，所以请务必认真完成。

注意：弓起背部时不要忘记吸气。

背部、胸部拉伸 吸气肌

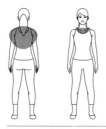

拉伸部位

① 双手在胸前交叉相握，慢慢呼吸。一边慢慢地吸气，一边弓起背部，手臂向前伸展。

② 一边慢慢吐气，一边恢复到起始的姿势。

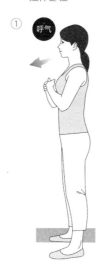

① 呼气

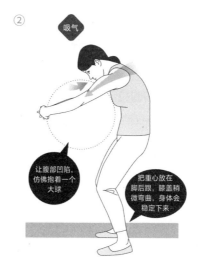

② 吸气

让腹部凹陷，仿佛抱着一个大球

把重心放在脚后跟，膝盖稍微弯曲，身体会稳定下来

步骤⑥　腹部与体侧拉伸
次数：3～6次

呼气肌分布在胸两侧到侧腹部之间。步骤⑥是针对身体横侧肌肉的伸展操。

首先，双脚与肩同宽站立，一只手放在脑后，另一只手放在腰部，用鼻子慢慢地吸气。

然后，一边用嘴慢慢地呼气，一边将贴在头部的一侧的手肘抬起，拉伸上半身。继续伸展身体的一侧，直到手肘到脚后跟呈一条直线。

呼气结束之后，恢复到起始姿势，这样就完成了一侧的伸展。

另一侧的拉伸运动也以同样的方式进行。这个动作要重复做3～6次。

做这个拉伸运动的动作要点是，不要弯腰或扭转身体，把上半身向正上方伸展；充分伸展胸部两侧到侧腹部的肌肉，从而使呼吸肌更加柔韧。

腹部·体侧拉伸　　呼气肌

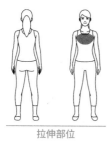

拉伸部位

① 一只手放在脑后，慢慢吸气。

② 一边慢慢吐气、一边抬起手肘，
拉伸身体的侧面，左右交替进行。

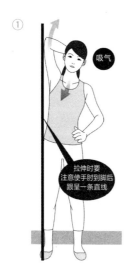

吸气

拉伸时要
注意使手肘到脚后
跟呈一条直线

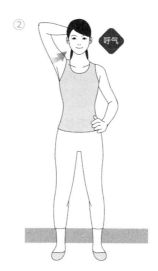

呼气

步骤⑦　胸壁拉伸
次数：3～6次

步骤⑦是放松胸壁呼气肌的伸展操。

首先，双脚与肩同宽站立，双手在腰后轻轻交叉相握，放松。保持这个姿势，用鼻子慢慢地吸气。

然后，吸满气后，一边用嘴慢慢地呼气，一边将交叉相握的双手向下伸展。让背部的肩胛骨向中央靠拢，并挺起胸部来做出这个动作。

最后，充分呼气之后，恢复到初始姿势。

这个动作重复做3～6次。特别是那些感到挺胸有困难的人，或肩胛骨僵硬、难以活动的人，建议更加仔细地进行这项练习。

呼吸肌伸展操到此结束。

呼吸肌伸展操随时可以做，每天做几次都行。建议勤做，形成习惯。早晚做也不错。

请务必将这些动作融入日常生活习惯，来有效强化呼吸肌。

胸壁拉伸

呼气肌

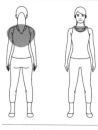

拉伸部位

① 双手在腰后交叉相握，慢慢地吸气。

② 一边慢慢吐气，一边将双臂向下伸展。恢复初始姿势，慢慢地呼吸。

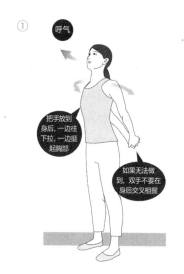

① 呼气

把手放到身后，一边往下拉，一边挺起胸部

如果无法做到，双手不要在身后交叉相握

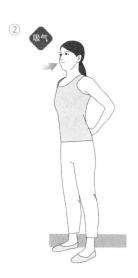

② 吸气

03

训练课二
吹箭运动

虽然我从事的是呼吸生理学研究，但从医科大学毕业后不久，我曾在临床麻醉科工作过一段时间。每天我要给手术前的患者进行麻醉，并在重症监护室（ICU）照顾重症患者。

在接受麻醉的患者中，要进行胸部手术的患者在术前会进行呼吸训练。他们要咬住一根管子，并朝管子里吹气，把管子中一个比乒乓球略小的球吹起来。这种训练有助于在术后防止患者的肺部萎缩或受损，并在术前调节肺部状态。

在呼吸功能的康复训练中，还会逐步将管子变细以增加阻力，患者需要用更大的力来吸气和呼气。这种使用细管子的训练可以有效提高呼吸肌的力量。

你是否听说过最近流行起来的吹箭运动？从小孩、年轻人、中年工薪族到老年人，参与者形形色色。即使没有运动经验的人也可以上手，而且不受年龄限制，我们可以和伙伴们一起，像玩游戏一样，在享受乐趣的同时提高技能。这似乎就是这项运动受欢迎的原因。

吹箭运动很适合锻炼呼气的力量。你需要瞄准远处的靶子，用力吹出箭，这无疑可以锻炼肺活量。而且，在高度集中精神瞄准靶子的过程有助于培养专注力，而当你命中靶子时的喜悦和成就感，还有助于缓解日常的压力。

近年来，吹箭运动越来越普及。为了在享受乐趣的同时保持和提升呼吸力，何不尝试一下？

04

训练课三
吐水果籽比赛

　　我曾在日本山形县的吐樱桃核比赛中指导过高中生如何将樱桃核吐得更远。

　　顾名思义，这个项目比的是谁能将含在嘴里的水果种子吐得最远。也许有人会觉得这很无聊，但是尝试一下这种单纯的比赛会很开心。

　　因此，我提议将这种比赛用作呼吸训练。参加这种比赛有助于锻炼我们的肺活量和呼吸力。

例如，在养老院等老年人护理机构举行这样的活动，不仅会非常热闹，还可以防止老年人呼吸功能衰退，可谓一举两得。虽然打扫吐出去的水果种子是个麻烦事，但是在院子里或操场上进行的话就没有大问题了。

比赛中，不一定要用樱桃核，话梅核、桃核或西瓜籽等种子也可以。你可以试着让肺部大幅度扩张，然后"噗"地用力把种子吐出去。但是，请千万注意不要误咽。

05

训练课四
挑战吹奏乐器

　　作为训练从肺部呼气的一种方法，我推荐大家挑战"吹奏乐器"。

　　当你吹奏乐器的时候，如果想吹出长音，就需要长时间地呼气；如果想吹出短促且有节奏的声音，就需要断断续续地用力呼气。如此一来，在一边呼气一边吹奏音乐的过程中，肺活量自然就会得到提升，并且呼吸力也会得到锻炼。

不过，像小号、萨克斯或尺八等需要用很大力气才能吹出声音的乐器，不太建议肺功能较弱的老年人尝试。如果目的是调节或提升呼吸功能，我们不必选择需要特殊吹奏技巧或高强度呼气的乐器，选择一些容易吹奏的、任何人都能轻松吹出声音的乐器即可。

我推荐选择陶笛、口琴、键盘口风琴、竖笛等乐器。这样的乐器，即使年纪大的人也能轻松上手。请务必去试一试。

06

训练课五
音声瑜伽

近年来，瑜伽似乎在女性群体中掀起了一股热潮。瑜伽起源于古印度，是一种身心锻炼法，非常注重呼吸方式。因此，对于锻炼呼吸，我非常推荐瑜伽。事实上，有不少人在练习瑜伽后，可以长时间地呼气，并掌握了深而慢的呼吸方法。

你知道有一种瑜伽对呼吸训练非常有帮助吗？那就是一边发声一边进行的瑜伽，被称作"声瑜伽"或"音声瑜伽"等。瑜伽中有一种叫作"曼陀罗"（梵文 Mantra，箴言）的方法，练习时配合身体的姿势，会重复发出特定的声音。

虽然这里不便详加介绍，但在发声的同时进行瑜伽练习，能够使身心合为一体，最适合提升呼气肌的功能。对此感兴趣的人可以尝试一下。

07

训练课六
吟诗、唱歌、吟诵

如前所述，对于提升呼吸肌的功能，我非常推荐"大声发出长音"。不过，在日常对话中通常没有大声发出长音的机会。这里我比较推荐的是吟诗或唱诵等。通过从身体内部发出声音来吟诵诗文，是一种非常好的呼吸训练。

有一种方法特别有效，就是将一个字的发音拉长，并大声地发出声音。长时间发出声音，长时间持续呼气，可以有效提升呼气肌的功能。因此，大声地朗读诗歌，或者大声地念诵经文也是可以的。

　　虽然现在很少会看到有人做这样的练习，但以前有很多日本人会通过"大声发出长音"的练习来锻炼呼吸和喉咙的功能，并以此来促进身体健康。

08

训练课七
朗读好文章

日本著名作家斋藤孝所著的《想大声读出来的日语》曾经风靡一时，大家还记得吗？大声朗读好文章也是我非常推荐的呼吸训练方法。和吟诗、唱歌等类似，一个字一个字地大声且有节奏地朗读，可以锻炼呼吸肌。

其中我最推荐的是"七五调的名作"。七五调是日语特有的优雅节奏，由七个音节和五个音节的句子重复排列而成。不仅是和歌和俳句，很多名作都采用了这样的韵律。而且我认为，这种会让大多数日本人感到怀念和舒适的节奏，最契合"日本人的呼吸方式"。

我研究了有着 700 多年历史的日本传统艺术"能乐"，亲自创作了能乐《温蒂妮》。能乐的曲子基本也是由七五调构成的。因为能乐是以七五调为基础，所以像我这样的门外汉也创作出能乐的曲子。

由世阿弥创作的《云林院》，以《伊势物语》为题材，描绘了当时的第一美男子在原业平和二条后的恋爱故事。其中也排列着七五调的优美句子：

时值仲春月，夜幕降临月近人，与君共婵娟，情路漫漫不相离。①

源平合战的能乐《屋岛》的最后一句唱词描绘了战争结束天快亮时仍然紧张的气氛：

春夜从涛中破晓，海鸥似敌军，海风似战时呐

① 诗歌原文为"如月や / まだ宵なれど / 月は入り / 我等は出づる / 恋路かな"。——译者注

喊，高松海风啸，朝岚拂松皆如常。①

　　在吟唱的过程中，要把肺内的气体全都呼出来。吟唱之后气流就会变得通畅。

　　请务必大声读一读七五调名作。因为这些名作一定会让你感到这是能够让声音、呼吸和心灵产生共鸣，并且充满愉悦感的训练。

────────

① 诗歌原文为"春の夜の / 波より開けて / 敵と見えしはむれゐる鷗 / 鬨の声と聞こえしは / 浦風なりけり高松の　/ 浦風なりけり高松の / 朝嵐とぞなりにける"。——译者注

09

训练课八
呼吸肌卡拉 OK

对于提升呼吸肌的功能，放声歌唱也是非常有效的手段。

你喜欢唱卡拉 OK 吗？喜欢就多唱一唱。唱得好坏并不重要，只要大声且心情舒畅地唱歌，什么类型的音乐都可以。

歌曲与呼吸密切相关。本来我们就是通过呼气来发出言语，然后把这些言语变成歌声的。我们可以在吸气的时候思考该怎么唱，然后随着呼气发出声音来唱歌。通过这种方式，我们可以把自己的想法和情绪借由歌声表达出来。

一边唱歌一边配合音乐呼吸，身心的节奏也会稳定下来。在前面的章节中，我说过呼吸和情绪是一体的，呼吸稳定下来，情绪也会稳定。同理，如果一边调整呼吸，一边心情舒畅地歌唱，身心的僵硬状态就会得到纾解，身心状态也会趋于稳定。

另外，为了进一步发挥放声歌唱的作用，我认为选择"七五调歌曲"比较好。正如前文所说，七五调是最契合日本人呼吸节奏的韵律，唱七五调的歌曲，可以达到呼吸稳定，调整身心状态的效果。

如果可能的话，最好让肺内的气体大幅度进出，大声地唱出七五调的歌曲。这样唱歌，不仅可以提升呼吸肌的功能，还能使身心的节奏更加稳定，从而进一步提升呼吸训练的效果。

不久之前，我去了罗斯柴尔德家族夏洛特·罗斯柴尔德（Charlotte de Rothschild）女士的慈善音乐会。这个家族使肖邦举世闻名，同时也培养了许多作曲家和音乐家。

罗斯柴尔德女士致力于研究各个国家的音乐，不过，她尤其喜欢日本的歌曲，慈善音乐会上也演唱了泷廉太郎的《花》、本居长世的《七个孩子》、冈野贞一的《故乡》，以及山田耕耘的《樱花樱花》等曲目。

她在 2011 年东日本大地震后访问了日本东北部地区，还举办了复兴支援演唱会，公开演唱了触动日本人心灵的歌曲。七五调打动的不仅仅是日本人，也打动了其他国家的人。

她的安可歌曲是复兴支援歌曲《花开》。这首歌也是以七五调为基础的。

我在下面列出了几首对呼吸有益的七五调歌曲。这些歌曲只是作为参考，希望大家去卡拉 OK 的时候能试着唱一下。

总而言之，唱歌者有保持呼吸力和健康的力量。我们要将呼吸融入音乐，心情舒畅地唱歌，一边享受歌唱的快乐，一边让呼吸功能长久保持。

对呼吸有益的七五调歌曲：推荐歌曲清单

《荒城之月》（土井晚翠作词、泷廉太郎作曲）
这是悲伤的七五调歌曲的代表作。

《花》（武岛羽衣作词、泷廉太郎作曲）
畅快地唱出这首歌吧！

《青色山脉》（藤山一郎、奈良光枝演唱）
这是一首节奏轻快的七五调歌曲。

《凤尾船之歌》（吉井勇作词、中山晋平作曲）
以"生命诚短，恋爱吧少女"
这句歌词而闻名。

《有明天》（坂本九演唱）

这是平成年代再次大受欢迎的昭和名曲。

《秋樱》（山口百惠演唱）

这首细腻美好的歌曲也是以七五调为基础。

《来自北方客栈的思念》（都春美演唱）

这是获得唱片大奖的歌曲。

唱的时候展现转音的魅力吧！

《心事》（井上阳水演唱）

这是以七五调为基础的伤感的歌曲。

请静静地唱。

《越过天城》（石川小百合演唱）
这是一首非常适合饱含情感
来唱的七五调歌曲。

《爱是胜利》（KAN）
这是一首充满活力的七五调歌曲。
像鼓励重要的人一样去唱歌吧!

《舞蹈英雄》（荻野目洋子演唱）
舞蹈类的歌曲中也有七五调的歌曲。

10

训练课九
洗澡时唱歌

唱歌不一定要去 K 歌房。你可以在家里或车内，一边放着喜欢的音乐，一边合着曲子唱，当然，你也可以无伴奏清唱。

我推荐大家在洗澡的时候唱一两首歌。因为浴室里有回声效果，会让你的歌声听起来更好听。实际上，以前的父辈和祖父辈们经常在泡澡时愉快地唱歌，让他们的歌声在浴室中回荡。

　　而且，浴室中的雾气对喉咙和肺部很有好处，有助于对呼吸的保养。如果在浴缸的热水里滴上几滴芳香精油，就可以在享受香氛沐浴的同时被香味治愈了。在这种状态下唱一两首歌，心情会变得极好。

　　洗澡时唱歌，不仅有助于改善呼吸，还能有效缓解压力和疲劳。请务必在洗澡的时候实践一下。

11

训练课十
呼吸肌伸展操＋健步走

　　我之前已经介绍过，为了提升肺部气体交换的能力，我非常推荐"呼吸肌伸展操"和"健步走"。但是，实际上两者可以结合起来进行。

　　也就是说，在步行时可以加入呼吸肌伸展操。例如，我们在公园等地散步时，可以先做呼吸肌伸展操，再步行10分钟或15分钟左右。之后休息时，再做一次呼吸肌伸展操，接着再步行10分钟或15分钟左右。

　　在步行之前先做呼吸肌伸展操，呼吸肌就会得到放松，胸腔也得到扩张，步行就会变得很轻松。加入呼吸肌伸展操后，呼吸的顺畅度，身体的轻松感、脚步的轻盈感、迈步的速度都会有明显不同。

　　对于那些一走路就很容易气喘的人，如果先做呼吸肌伸展操再走路，应该会让步行变得很轻松。这一效果已经通过以 COPD 患者为对象的研究得到了验证。通常，COPD 患者只要稍微动一下就会感到呼吸困难，几乎无法走路，但在做了呼吸肌伸展操之后，他们呼吸困难的症状得到了缓解，而且能够行走的距离也大幅增加了。

　　正如前文中介绍的那样，步骤①～⑦都是关于呼吸肌伸展操的，你可以将这些步骤分成几次，加入步行中。例如，你可以在调整呼吸的步骤①后，加入步骤②，然后步行 5 ～ 10 分钟；再进行步骤①和步骤③，接着步行 5 ～ 10 分钟。同样，继续进行步骤①和步骤④、步骤①

和步骤⑤、步骤①和步骤⑥，再完成步骤①和步骤⑦，最后步行 5～10 分钟。你可以根据自己的体力、步调和时间来进行适当的组合。

总而言之，如果将呼吸肌伸展操和步行两者组合起来进行，一定会让你的呼吸肌更加受益。请务必把这种"组合技巧"作为日常习惯来实践。

12

训练课十一
呼吸肌伸展操＋爬楼梯

　　最后再介绍一个呼吸肌伸展操和步行这种"组合技巧"。

　　这里的步行指的是爬楼梯。也就是说，爬1～2层楼梯后，在平台处休息，并做呼吸肌伸展操；接着再爬1～2层楼梯后，再次在平台处休息，并做呼吸肌伸展操。下楼梯的时候也和上楼梯时一样进行。

　　众所周知，上下爬楼梯可以锻炼腰腿。爬楼梯不仅可以作为一种有氧运动提升呼吸功能，还能有效地强化下半身的肌肉。只要坚持进行这一锻炼，爬车站的楼梯时，你就不会再气喘吁吁了。

不过，注意不要太勉强自己，以免在楼梯上摔倒，导致重伤。因此，请务必注意安全。

すべての不調は
呼吸が原因

第五章

从社交恐惧、鼻塞到减肥

关于呼吸的十七个问答

呼吸平稳了，

不安和紧张也会平复下来

01

你的小烦恼能通过
呼吸轻松解决

"非常容易喘不过气""经常咳嗽不止""鼻塞导致呼吸不畅"……很多人都为与呼吸相关的问题而烦恼。

一定有人会因为一些至今也不便请教他人的小问题而烦恼，也有人会因为辗转了好几家医疗机构也解决不了的大问题而烦恼。

而且，我认为在呼吸问题上从很早开始就有疑问的人也不在少数。他们长期对"贫血和呼吸有什么关系"或

"通过呼吸能减肥的说法是真的吗"等问题感到困惑，但一直没有得到解答。

在第五章中，我想用问答的方式来帮你解答这些问题。不管是困扰已久的大问题，还是日常的小烦恼，都希望这些问答能为你提供切实可行的解决方案，帮助你的呼吸状态得到改善。

02

问答一
我极度社恐……
靠锻炼呼吸能治好吗

治好的可能性很大。

在需要上台发言时或是在某些关键时刻，很多人都会感到紧张。越是想着"不行，要冷静"，反而会让呼吸变得浅促，心跳就越快。

我们出现这种紧张感是因为在感受到不安、焦虑、紧张等情绪时，呼吸就会随之加快。如前所述，情绪和呼吸是密切相关的。紧张时呼吸就会加快，而这种快速的呼吸会使紧张感加剧，导致心跳加速。

　　不过，只要借助前面提到的呼吸训练来改变呼吸方式，就完全有可能使这种情况得到改善。改变呼吸方式，情绪也会改变；呼吸平稳了，不安和紧张也会平复下来。

03

问答二
人类一生呼吸的次数有多少

如果活到 100 岁，大约会呼吸 7.9 亿次。

从医学角度来看，我们平均每分钟呼吸 15 次。这意味着每天呼吸约 2 万次，一年下来约 790 万次。因此，如果按照平均寿命 80 年计算，呼吸约 6.3 亿次；如果活到 100 岁，就会呼吸约 7.9 亿次。因为孩提时代呼吸更快，所以一生中呼吸的次数会更多。

不过，这只是理论上的计算结果，而呼吸次数存在很大的个体差异。正如前面所说，呼吸频率还与性格和情绪有关，有的人呼吸快，有的人则呼吸慢。容易焦虑的人往往呼吸频率较快，慢性子的人呼吸则较慢。所以，有的人每分钟呼吸 18 次，而有的人可能只呼吸 13 次，就导致不同的人呼吸的总次数就会有很大的差异。

有资料显示，人类呼吸次数的快慢除了受性格特点影响之外，还与身高密切相关。换句话说，个头高、体格好的人有呼吸深而缓，个头低的人有呼吸浅而快。

这里判断的标准始终是身高，而不是体重。其原因是个子高的人肺部容量大，可以交换更多的空气。举例说来，就和车一样，尺寸大的车的排气量也越大。

不管怎么说，即使存在这样的差异，我们一生也会呼吸数亿次。是让这种要进行数亿次的呼吸早衰，还是让其长久地保持健康，决定了我们能将生命维持多长时间。

所以，我们每天要进行优质呼吸，保持呼吸年龄年轻化，将生命维持更久。

04

问答三
走两步路就气喘吁吁，
我是呼吸衰老了吗

气喘是呼吸年龄增长的"警告信号"。

"以前我爬车站的楼梯可以一步跨好几级台阶，但是最近稍微爬得快一些就喘不过气来……"

"因为过人行横道的时候信号灯开始闪烁，我就跑了几步，这样就让我喘不过气来了……"

你有没有类似经历？

简单地说，这是呼吸年龄增长的信号。事实上，气喘就是最明显的、标志着呼吸功能下降的"警告信号"。随着年龄的增长，我们的呼吸肌逐渐变得僵硬，导致肺部的气体交换能力下降，功能残气量增加。如此一来，我们的呼吸就会变浅，摄入的氧气不足，人在运动时就容易感到喘不过气来或呼吸困难。

我之前提到过，呼吸年龄增长，是从 25 岁左右开始缓慢发展的。呼吸功能的下降并不是在步入高龄之后猛然加剧的。虽然上了年纪之后才抱怨自己有呼吸问题的人很多，但实际上他们的呼吸功能是从年轻的时候就开始衰退了，到了老年才表现得更加明显。

因此，即便你实际年龄不大，而一旦感觉到"呼吸年龄增长"的信号，就应该尽早锻炼呼吸功能。大家要留意气喘这个"警告信号"，这应该是察觉到呼吸功能衰退，并开始呼吸训练的绝佳时机。

05

问答四
贫血的人多半呼吸短浅，是真的吗

是真的。不过，与其说这是"呼吸"的问题，不如说是"血液"问题。

贫血的人有呼吸浅而快的倾向。因为贫血会导致血液无法输送充足的氧气。因此，身体就会自发调整，试图通过浅快而频繁地呼吸来吸入更多的空气，以满足身体对氧气的需求。

不过，这与其说是"呼吸"的问题，不如说是"血液"的问题。贫血的人血红蛋白含量偏低，这种情况会导致附着在血红蛋白上的氧气量减少，使血液不能向全身输送充足的氧气。

当然，通过实践之前介绍过的呼吸训练，贫血的人也可以将平时的呼吸变成深慢呼吸。如果浅快呼吸得到改善，就可以减轻气喘吁吁和呼吸困难等问题。

遗憾的是，并不是这样做就可以治好贫血。要从根本上解决贫血问题，仍需从血红蛋白量少这一根本问题入手。比如，补充铁剂、改善饮食以及在必要时接受药物治疗。

这里，我可以给大家一个建议，那就是贫血的人维护好肾脏很重要。倘若血液中的氧气含量少，肾脏就会分泌促进红细胞生成的激素，从而增加红细胞的数量。如果肾脏功能正常运作，血红蛋白应该就会增加，从而可以弥补血液中氧气不足的问题。

因此，保持肾脏的这种功能是很重要的。平时杜绝暴饮暴食，注意低盐饮食，多摄入蔬菜，避免给肾脏增加额外负担。从某种意义上讲，贫血的人更需要优先保护好肾脏，从而增加血红蛋白，从根本上缓解贫血症状。

06

问答五
怕冷体质，能通过呼吸改善吗

提升呼吸质量，改善血液循环，应该能治好。

怕冷体质是由于血液循环变差造成的。血液循环不好的话，血液就无法流到脚尖等的末梢神经部位，于是人就会感到寒冷。

实际上，对于改善血液循环，呼吸是很重要的。深而慢的优质呼吸会恢复自主神经功能，促进全身的血液循环，血液会流遍身体的各个角落。如此一来，怕冷的烦恼也会自然而然地得到解决。

另外，通过"改善呼吸→恢复自主神经→恢复血液循环"这一过程，改善的不仅仅是怕冷体质。皮肤粗糙、浮肿、便秘等各种各样的不适或疾病也都会随着血液循环的提升而逐渐减轻甚至治愈。可以说消除每天身体不适的关键就在于呼吸。

07

问答六
我的慢性疲劳能靠呼吸消除吗

如果你容易感到疲劳，也可以通过呼吸训练来改善。

早上起来，你仍然感到疲劳……把昨天的疲劳留到今天，把今天的疲劳延续到明天，总觉得一年到头都在疲倦中度过……

导致这种疲劳的原因有很多，呼吸也是其中的重要原因之一。由于每天面临的压力和不安，现代人的呼吸不知不觉地变得浅而短。如果呼吸变浅，你就无法吸入足够的空气，身体就不能产生充足的能量。如此一来，你只要稍微活动一下就会变得很累，而且这种疲劳会很难消除。

疲劳是用大脑感受的东西。如果你一直处于不安等消极情绪之中，你就容易感到疲劳。

如果使你容易感到疲劳的原因在于呼吸，就可以通过呼吸肌拉伸操等训练来改善。通过掌握深而慢的优质呼吸，肺部就可以充分地进行气体交换，使身体高效地产生能量，帮助你从容地面对压力和不安。如此一来，疲劳感自然会逐渐减轻，生活也会随之变得更加轻松。

08

问答七
靠呼吸瘦下来真的可能吗

呼吸有助于减肥是事实。

"靠呼吸就能减肥是真的吗？""呼吸对减肥有效吗？"

我偶尔会被女生问到这样的问题。确实，我们在书店经常能看到主张通过呼吸减肥的书籍和杂志。

先说结论，优质呼吸有助于减肥是事实。

呼吸本就是消耗氧气产生热能的代谢活动。实际上，燃烧氧气后二氧化碳会增加，产生的热量会使身体变暖。只要平时进行优质呼吸，提高气体交换的效率，人体产生热能的能力也会提升，代谢就会提高。如果人体的代谢提高，就会消耗更多的热量，人就容易瘦下来。也就是说，优质呼吸与减肥是有关联的。

而且，如前所述，由于胸肌、肋间肌的肌纤维是由大量使用氧气提高能量代谢的红肌组成，所以如果充分使用胸肌来呼吸，就会进一步增加热量的消耗，减肥效果就会更显著。

不过，我并不建议为了瘦下来而坚持特别的呼吸方法，比如"为了减肥挑战特别呼吸法"，这种做法有些本末倒置。

更理想的方式是，掌握了深而慢的优质呼吸之后，在不知不觉中发现自己已经变瘦了；在（无意识地）提升了每天的呼吸质量之后，发现有了一个好的结果。这才是顺理成章的做法。

之前介绍的一系列呼吸训练，当然也对减肥有益。只要通过这种训练掌握优质呼吸，让你的呼吸更加年轻化，就会收获苗条的身体。

09

问答八
鼻塞好痛苦，
有没有简单的方法消除

请尝试"温热大作战"。

无论你有多想轻松自由地呼吸，如果你的鼻子被堵住了，就不能顺畅地进行气体交换。不少人因鼻塞而感到呼吸困难。鼻塞对呼吸来说是非常难对付的敌人。因此，为了不让鼻塞妨碍呼吸，我们平时就要注意保持鼻腔通畅。

我给大家介绍一个击退这个"难缠敌人"的简单有效

的作战方法。

这个方法叫作"温热大作战"。鼻塞多是由鼻黏膜充血引起的，如果温热鼻子，就可以改善血液循环，从而消除充血问题，这样一来，鼻腔的通畅程度就会好转。虽然泡澡和淋浴也可以温热鼻子，但是我推荐用"热毛巾"捂住鼻子的方法。把用水打湿的毛巾稍微拧干，包上保鲜膜后放到微波炉里加热后使用，效果会更好。

如果希望立刻见效，我推荐使用可以收缩血管的鼻炎喷雾剂。不过，建议你在使用前去耳鼻喉科咨询。

10

问答九
为什么会出现通气过度综合征

这是由于二氧化碳不足，身体偏碱性。

我之前提到过，根据大脑对不同类型呼吸的管辖区域不同，呼吸大致可以分为三种类型，包括由脑干负责的无意识呼吸，由大脑皮质负责的有意识呼吸，以及由大脑边缘系统负责的情绪呼吸。

通气过度综合征就是由情绪呼吸引发的。这是一种大脑边缘系统对不安和压力反应过度而失控的状态。

通常，当我们像平时一样呼吸的时候（脑干掌管的无意识呼吸），身体会检测二氧化碳的量，确保体液不过于偏向酸性或碱性。保持这种恒常性维持功能非常重要，这一点我之前也提到过。

但是，如果大脑边缘系统捕捉到不安、紧张或压力之后，情绪性呼吸就会发挥作用，让呼吸变得急促。

然而，当情绪性呼吸发挥作用的时候，二氧化碳的控制功能就不会发挥作用。因此，在快速呼吸的过程中，二氧化碳排出过多，身体就会偏碱性。这会导致呼吸困难、头痛、心悸以及痉挛等症状发作。

而且，体内二氧化碳越不足，大脑边缘系统的活动就越活跃，症状就会越严重。通气过度症状屡次发作的人，其体内已经形成了这样的恶性循环。

另外，在缓解通气过度症状时，以前采用靠吸入纸袋内自己呼出的气体来提升二氧化碳量的方法，但是现在应尽量避免使用这样的方法。因为这样有可能会导致血液中的氧浓度变得过低，而二氧化碳浓度上升过多，所以大家都在重新审视这种方法。

　　总而言之，要想治愈通气过度综合征，我们需要调整容易不安和紧张的情绪，从身心两方面进行治疗。有这方面烦恼的人，最好去专业的科室接受专业的治疗。

11

问答十
睡眠呼吸暂停综合征是
很严重的疾病吗

不能小看这种病。如果我们放任不管，可能会带来猝死的风险。

睡眠呼吸暂停综合征指的是在睡眠中反复出现呼吸暂停状态的疾病，常伴有强烈的困倦和注意力下降等情况，并给日常生活造成严重影响。据说日本有 300 万以上的人患有这种疾病，每 4 名或 5 名成人中就有一人患有睡眠呼吸暂停综合征。

这种疾病最常见的类型是因颈部和喉咙周围脂肪堆积或扁桃体肥大，导致上呼吸道堵塞而产生的。作为空气通道的上呼吸道如果被压迫堵塞，气体交换就会停止。虽说这种呼吸暂停只是暂时性的，但是对大脑和身体的氧供给也会暂时停止，所以人体受到的伤害会很大。

也有人因为对睡眠呼吸暂停综合征放任不管而引发中风和心脏病，甚至导致猝死。因此，有类似症状的人，请去专科医院就诊，及早治疗。

我想在这里分享一个关于睡眠呼吸暂停综合征的小故事，希望加深人们对这一疾病的认识。

很久很久以前，森林之泉的精灵温蒂妮和骑士汉斯坠入爱河。温蒂妮想和汉斯结婚，但是泉水之王却以人类有背叛之心为由，不同意两人交往。然而，由于温蒂妮的态度非常坚决，泉水之王只好允许两人结婚，但是对汉斯下了一个诅咒："如果你背叛了温蒂妮的话，一旦睡着就会因不能呼吸而死。"

结果，温蒂妮和汉斯的恋情没有得到一个好的结果。施加在汉斯身上的那个"睡着了就不能呼吸的诅咒"渐渐地被称为"温蒂妮的诅咒",后来成为睡眠呼吸暂停综合征的别名。

这个故事改编自 19 世纪 80 年代初德国作家弗里德里希·德·拉·莫特·富凯(Friedrich de la Motte Fouque)创作的小说《温蒂妮》(Undine)。1939 年法国的让·季洛杜(Jean Giraudoux)改编的戏剧《温蒂妮》,也获得了很高的人气,在世界各地上演。

其实,我自己也将《温蒂妮》改编成了一部能乐剧目。能乐是呼吸和情绪的艺术。我认为《温蒂妮》这部作品讲述的睡眠时呼吸的重要性非常契合能乐的主题。能乐《温蒂妮》正是基于这一理念而诞生的,它带领观众在艺术中体会呼吸与生命的奥妙。

能乐《温蒂妮》的故事是从汉斯离世的时候开始的。虽然汉斯死了,温蒂妮仍住在泉水边,一直思念着他。泉水之王非常担心温蒂妮,便让汉斯复活了。然后,泉水之王又给汉斯施加了一个诅咒:"如果他这次再背叛温蒂妮,就不仅仅是自取灭亡,温蒂妮所有关于汉斯的记忆也将被抹掉。"以后若有机会公演,欢迎大家届时观看。

12

问答十一
非吸烟者也会患上 COPD 吗

不吸烟的人也会患上 COPD。

正如我在第 1 章所讲的那样，COPD 会在肺部引发慢性炎症，导致肺部气肿化，典型症状包括气喘、呼吸困难、咳嗽以及咯痰等令患者非常痛苦的呼吸道病痛。

一般人误以为 COPD 是一种由吸烟引起的肺部疾病。事实上，这种疾病产生的原因更为复杂。大多数病例患病的主要原因与吸烟有关，但是，即使是不吸烟的人也可能因被动吸烟而患上 COPD。而且，有相当多的人自己并不吸烟，周围的人也完全不吸烟，结果还患上了 COPD。

那么，为什么没有接触香烟的人也会患上 COPD 呢？

除了吸烟的原因，致病因素也有可能与大气污染、汽车尾气，以及从车间和工厂排出的煤烟和煤尘等有关。不过，我们不能忽视的是，COPD 所导致的肺部变化也可能是由呼吸年龄的增长引起的。

如前所述，呼吸器官功能的衰退，会引起肺部气肿、肺部以及呼吸肌硬化等问题，这样一来，肺部的气体交换的能力就会急剧下降。于是，患者功能残气量增加，稍微活动一下就会气喘吁吁，一天到晚都会被咳嗽、咯痰以及呼吸困难所困扰。也就是说，呼吸器官功能的衰退会带来与 COPD 相同的症状。

因此，即使不吸烟的人也有可能患上 COPD，而且如果任由肺部和呼吸肌老化，任何人都有可能患上COPD。一旦患上 COPD，呼吸就会非常痛苦，人们变得身心俱疲，生活质量也会明显下降。为了避免陷入这样的状况，我们现在就要开始好好地保持呼吸的健康。

13

问答十二
呼吸力下降会引发吸入性肺炎吗

会的。请警惕吸入性肺炎。

近年来，"吸入性肺炎"备受关注。这是指食物或液体误入呼吸道而引发的肺部炎症。

肺炎位列日本人死亡原因的第 3 位，其中因吸入性肺炎导致的死亡所占的比例竟高达七成以上。因为吸入性肺炎引发肺功能严重受损，肺部无法进行气体交换，导致因呼吸困难而死亡的人非常多。

　　"气体交换"和"吞咽"是一套共享喉咙的复杂系统，两者通过喉头相互配合。我们的喉咙在喉头这个部位分成通向肺部的气道和通向胃部的食道。

　　在分岔点起分配作用的是叫作会厌的"咽喉盖子"。平时这个盖子会打开，使空气通过气道；吞咽食物的时候，盖子会瞬间关闭呼吸道，使食物进入食道。呼吸也与这一动作联动，形成了一种在吞咽时屏住呼吸，吞咽后呼气的反应，防止食物误入气道。

　　但是，当人上了年纪，一旦咽喉肌肉老化，这个盖子就不能很好地盖上，液体和食物就容易进入气道。而且，咽喉肌肉老化很有可能意味着呼吸力衰退。一旦呼吸功能下降，配合吞咽屏住呼吸或呼气的能力也会下降，而且误吸的时候，咳出吞咽物的能力也会下降。这些主要因素叠加在一起，就会导致咽喉处的"交通管理"失控，进而引发误吸。

　　也就是说，气体交换能力和吞咽能力是命运共同体。因此，如果你发现自己的呼吸功能开始下降了，就要考虑到吞咽功能也在下降，并且应该特别注意防止吸入性肺炎的发生。

　　正因为如此，为了防止吞咽能力下降，我们必须从现在就开始锻炼呼吸，好好地保持气体交换的能力。

14

问答十三
咳嗽变异性哮喘是怎么造成的

这种疾病是因为咽喉的黏膜受损发炎造成的，导致患者受到轻微刺激就咳嗽不止。

你有没有感冒好了之后，咳嗽却迟迟不见好转的经历？你会不会觉得喉咙痒痒的，受到一点刺激就马上咳嗽个不停呢？如果你有类似的情况，或许是患上了"咳嗽变异性哮喘"。

这种疾病是因为咽喉的黏膜受损发炎造成的，导致患者对轻微刺激过敏，进而引发咳嗽。

以下是一些咳嗽变异性哮喘的常见症状：一出门吸到冷空气就开始咳嗽；3米以内有人吸烟就咳嗽不止；电车里的香水味会让咳嗽加重；在打电话时，想用固定的音调说话就会咳嗽；凌晨，气温一下降咳嗽就加重；等等。温差、压力、化学物质等轻微刺激都会引发咳嗽。

如果你出现这些症状，一定不能放任不管。咳嗽会消耗相当多的能量。每次咳嗽会消耗几千卡热量。长期咳嗽不仅让人感到疲惫，还会对肺、支气管、气管以及呼吸肌产生严重影响。如果不及时治疗，可能会加速呼吸功能的衰退，甚至发展成真正的哮喘等严重的呼吸系统疾病。

因此，如果你发现自己最近一直在咳嗽不止，应尽早到呼吸科就诊。如今有很多有效的药物治疗方法，可以较快缓解症状。以前医生使用类固醇剂药物，但是现在会使用更温和的药物，以降低人们对药物的依赖性。

总之，不要轻视咳嗽。为了保持呼吸年轻化，务必尽早治疗。

15

问答十四
痛苦的咳嗽不止，
怎么才能舒服点

可以通过调整姿势、温暖身体以及调节空调等方法来
进行缓解。

正如前文所述，当咳嗽不止时，去呼吸科接受治疗是
最基本的。这里有几种方法有助于缓解咳嗽。

当你晚上因咳嗽得厉害而难以入睡的时候，我建议你
坐起来，弓起背部，抱着被子或大靠垫。这样的姿势叫作

"起坐姿势"，有助于减轻肺部充血现象，从而缓解咳嗽。

身体受凉时很容易咳嗽，所以温暖身体也很重要。你可以尝试以下方法：慢慢地泡进温热的水中，让全身暖和起来；喝温热的汤或热牛奶等热饮来温暖喉咙等。避免吸入寒冷的空气也很重要。同时，冬天用空调取暖的时候，要注意加湿，防止室内的空气过于干燥。

16

问答十五
为保呼吸健康，
平常该戴口罩吗

口罩对呼吸系统很友好，是值得推荐的防护用品。

最近，即使不是感冒和患花粉症的季节，戴口罩的人也越来越多。我认为这是保护呼吸系统的一个好习惯。

戴口罩有益于呼吸是因为它能保护喉咙黏膜和呼吸系统免受冷空气和干燥空气的刺激。我们可以用自己呼出的气体来提高口罩内的温度和湿度。也就是说，口罩不仅能防止病毒、花粉以及灰尘的侵入，还是非常好的空气调节工具。据说一些歌手和播音员等重视保护嗓子的人，甚至会在晚上戴着口罩睡觉。

如今，市面上有带香味的口罩、带保湿功能的口罩、带喷雾功能的口罩等具有多种功能的口罩出售。你可以积极尝试一下这些产品。

但是，在与人交流时，戴口罩可能会让人觉得疏离。因此，选择合适的场合佩戴口罩也很重要。

17

问答十六
呼吸能舒缓情绪吗

优质呼吸具有使人放松的作用。

你看到家人呼呼大睡的样子，会不会觉得很安心呢？

其实，这种感觉是有科学依据的。像睡眠中的呼吸声
一样安定地呼吸，不仅有让人放松的作用，而且还会通过
潜移默化的方式影响周围的人。我想很多人都有过这样的
体验，看着家人安静入睡，不知不觉中自己也睡着了。这

是因为，家人的呼吸节奏传染了你，你的呼吸也会不自觉地跟随调整，最终帮助你入睡。

另外，这种呼吸使人放松的作用在动物实验中也得到了验证。研究表明，如果单独养一只老鼠，它的寿命很短。如果给它增加一个同伴，即使新加入的老鼠没有任何活动，只是在呼吸，也能显著延长另一只老鼠的寿命。

这可能是因为，动物天生就有这样的本能，即如果有"呼吸着的伙伴"在身边，它们就会感到安定。对于人类来说，孤独地生活是很痛苦的。身边有家人和伙伴的陪伴，并且能够感受到他们的呼吸，这一点对于我们人类度过漫长的人生是非常重要的。

我曾经和玩具制造商合作开发过一种"呼吸玩偶"。一打开开关，玩偶的胸部就会有规律地膨胀和收缩，让人能感受到它的呼吸节奏。抱着这个玩偶睡觉，人的呼吸就会变得更加安稳，从而更容易入睡。

遗憾的是，这种产品现在已经不再出售，但是从使用过的人那里得到了这样的反馈："多亏了它，我才能睡着。"就算是玩偶，如果能让我们感受到身边有呼吸的存在，也会让人觉得安心和放松。

18

问答十七
宠物毛和灰尘对呼吸有危害吗

对过敏的人有负面影响。

很多人认为宠物的毛、灰尘或花粉之类的东西会对
人的呼吸系统产生不好的影响。确实，对过敏体质的人
来说，这些东西可能导致哮喘等过敏反应，所以要尽量
远离。

但是，如果你对这些东西并不过敏，这些东西对人的

呼吸系统造成直接伤害的可能性很小，无须过于担心。只要正常打扫卫生，保持清洁，就没有大问题。

真正需要警惕的是烟雾、废气、PM2.5等化学物质。人体的自然防御机制无法有效清除这些物质，如果它们大量进入肺部，就会引发很多慢性肺部疾病。尤其是吸烟的害处，大家都明白，这里无须赘述。

吸烟的人应该充分意识到，吸烟不仅缩短了肺的健康寿命，也缩短了自己的生命。

すべての不調は
呼吸が原因

第六章

改变呼吸之后，人生也会改变

调整呼吸就是调整人生

平时保持优质呼吸的人

更容易把成功吸引到自己身边

01

为什么体坛精英
要在比赛前调整呼吸

我始终认为人生的成功离不开优质呼吸。

当进行优质呼吸时，身心都会有一种轻松之感。这种轻松不仅让我们的思考和行动变得冷静从容，而且还会让我们更容易克服眼前的障碍，达成自己的目标。

所以，我确信，平时保持优质呼吸的人，更容易吸引成功的到来。

以体坛精英为例，他们都会在比赛开始前认真调整自己的呼吸状态。无论是花样滑冰选手羽生结弦，还是速滑选手小平奈绪，抑或是跳台滑雪选手高梨沙罗，这些在奥运会上表现出色的运动员们，都非常注重通过调整自己的呼吸来提高专注力，同时保持内心的平静。

他们深知，呼吸对赛场上的表现有多重要。在平时的练习和比赛当中，他们经历了许多成功与失败，这些经验逐渐让他们认识到，只有掌控好呼吸，才能更好地掌控自己的发挥。

然而，呼吸的好坏不仅影响到赛前的运动员，也影响到其他参加重要活动的人，例如参加重要考试的学生，或者在众人面前做重要演讲的商务人士等。

也就是说，呼吸的好坏对任何人都会产生影响。我们能否在关键时刻发挥出实力，拿出应有的表现，关键在于我们能否调整好呼吸，以及能否保持身心的从容。

当然，并不是说呼吸可以决定一切，但可以肯定的是，呼吸在我们走向成功的过程中扮演着相当重要的角色。在本书最后一章中，我想从这一点入手来探讨日常呼吸的好坏对我们的人生产生的重要影响。

02

让不稳定的自己
回归到如常的自己

呼吸是我们人类维持正常生命活动的最基本的运动。当呼吸顺畅自然时，意味着我们的身心也处于正常状态。因此，当陷入危机，心急如焚或惊慌失措时，人们常通过慢慢地调整呼吸，帮助自己回归到"如常的自己"。

我之前提到过，在东日本大地震一年后，我曾到岩手县的一所小学去做呼吸指导。当时，那些孩子表面上装作"如常"，身心却完全没有恢复到如常状态。他们浅而快的呼吸表明，强烈的不安和悲伤扎根在他们的身心深处。

不过，在我指导孩子们进行深慢呼吸之后，他们慢慢地找回了"如常的自己"，情绪和呼吸都变得稳定，逐渐恢复成本来的样子。

也就是说，呼吸能够让"不稳定的自己"回归到"如常的自己"。如果我们能使呼吸这个维持生命运转的基础恢复正常，我们的身心都会慢慢恢复到如常状态。

因此，只要我们调整好呼吸，就能找回如常的自己，恢复原来的良好状态，面对今后的人生。即使我们在生活中遭遇痛苦、悲伤、不顺或低谷，只要我们努力重整好呼吸，就能克服这些困苦，让自己恢复稳定，并重新振作起来。

因此，当你的身心都陷入了不稳定的状态时，每次都要让自己回到稳定的呼吸上来，通过呼吸让自己恢复镇定。在此基础上，重新振作起来，发挥自己应有的能力。

我认为，那些在遭遇不安、悲伤、不顺或低谷时，能够恢复如常状态并重新振作起来的人才是真正的强者。

或许，奥运会健儿等体坛精英，正是在不断追求这种真正的强大心态，即使站在充满压力的大舞台上，也能很

好地保持自己呼吸的"步调"，保持平常心的节奏，从而
发挥出自己真正的实力。

03

织田信长：
精通呼吸力的将军

　　我认为古代的日本人就已凭经验认识到了呼吸的力量。我们以织田信长这样的历史人物为例来看一看，他是怎样掌控呼吸与心理状态的。

　　你可能知道织田信长总是在一决胜负的关键时刻舞能乐《敦盛》。以下是那句脍炙人口的名句：

　　　　人生五十年，与天地长久相较，如梦亦如幻。

这句话出自《敦盛》，是织田信长最喜欢的诗句。

在历史剧中，在熊熊火焰包围之中舞蹈的信长是"本能寺之变"中的名场面。虽然无法确定信长是否真的在本能寺之变的时候舞过这段能乐，但据历史记载，他确实喜欢在一决胜负之时舞一曲《敦盛》。《信长公记》中记载了他在"桶狭间之战"的前夜舞此曲之后率军出征的情形。

我推测信长之所以舞《敦盛》，是为了在一决胜负之时调整呼吸。我曾经在 NHK 拍摄的纪录片《历史秘话》的信长特辑中对这一点有所解释。

能乐舒缓的节奏有助于让表演者的呼吸变得深缓而稳定。信长也一定觉得，要在一决胜负之时发挥力量，克服巨大的危机，就有必要稳定呼吸，从而让自己镇定下来。正因为如此，他才在这样的关键时刻舞《敦盛》，以找回强大的自己。

这么说来，在奥运会上大显身手的运动员当中，一定也有很多人在一决胜负之前，通过听自己喜欢的音乐来放松身心。从某种意义上讲，他们通过听自己的"胜负曲"，让呼吸平稳下来，同时提升专注力，让自己情绪高涨，以求能有出色的表现。

对于信长来说，《敦盛》就是"胜负曲"。只要舞唱《敦盛》，他的呼吸就会变得平稳，专注力就会得到提升。如此一来，在最关键的决胜战中，就能有最出色的表现。

虽然这只是我的推测，但我认为当时信长已经通晓这种呼吸力了。也正因为如此，他才能在许多大事件中保持稳定发挥，展现出强大的实力，克服了一个又一个危机，在短暂的人生中取得了巨大的成功。

04

传统文化因呼吸
而发扬光大

呼吸难道不是"生存力"本身吗？生命的意义是什么？

答案最终都可以归结为我们每时每刻都在进行的呼吸。换言之，"活着"就是"呼吸"。所以，古代的日本人一直在钻研呼吸，探索呼吸，寻找并感悟生命的力量，即呼吸力。

当时钻研呼吸的不仅仅是织田信长这样的武将，古代的日本人，无论是贵族、僧人、艺术家还是平民，似乎都想在呼吸中寻找生命的真谛。

回顾古代日本人流传至今的文化和艺术遗产，我们可以看到，很多古代日本人很早就发现了呼吸力，并试图从中汲取力量。

例如，在日本的室町时代、战国时代、江户时代等近世时期发展起来的茶道、花道、香道、剑道、柔道以及空手道等带有"道"字的文化，都很重视呼吸和时机。

特别是茶道和花道追求的"侘寂"，作为日本独特的审美意识之一而闻名。它是指削减一切多余的东西，在朴素的幽静中寻找价值。我认为它的理念正是古代日本人注重呼吸的体现。

正如刚才所说的那样，如果探究生命到底是什么，那么最终剩下的就是呼吸。

前人构筑了以茶道和花道为首的日本传统文化，他们一定明白，无论对于人生，还是对于人的生死，如果削减一切多余的东西，最后抵达的就是呼吸。他们也十分清楚，只有善用呼吸，才能让生命在世间闪耀。

我从 20 多年前开始就把能乐当作一种兴趣爱好。能乐就像是"使用呼吸的身体艺术"。戴着面具表演的能剧，既不会流露情绪，也没有表现情绪的大动作。那么，如何向观众传达情绪的波动变化呢？答案就是通过"呼吸"来传达。

能剧演员表演时，在表现情绪激动的场面时，我们可以看到他们的呼吸会变得剧烈而紊乱。也就是说，演员会把面部表情和身体动作等这些可以被削减的东西全部都削减掉，仅仅用"呼吸"波动的大小来表达"生存"。从这一点来看，可以说能乐是钻研呼吸的日本人艰苦探索出来的终极表现形态。能剧的前辈们说："呼吸改变时，身体状态就会改变；心绪改变时，呼吸状态也会改变"。正如我在研究中发现的那样，情绪和呼吸是一体的。

总而言之，日本人成功地将无意识呼吸反映在艺术和文化上。可以说日本的传统文化是随着人们探索"呼吸"和"生存"的态势发展起来的。

正因为如此，现代的我们必须守护前人的传统，平时就重视呼吸，努力提升呼吸力，并感悟生命的力量。

05

从呼吸中找回
轻松生活

　　遗憾的是，在现代日本，大多数人似乎已忘记了呼吸的重要性。如前所述，现在从小孩到老人，习惯浅快呼吸的人变得越来越多。也就是说，大家每天都被压力追赶，被时间追赶，在匆忙的生活中养成了浅快呼吸的习惯。

　　实际上，很多人年纪轻轻呼吸功能就已经大幅衰退，其中也有不少人经常感到喘不上气、呼吸困难等。如果古代的日本人看到现代人的呼吸方式，一定会仰天长叹。

　　我认为呼吸的困难与生活的困顿是相通的。在现代日本，有很多人被忙碌的节奏所左右，经常处于充满压力、喘不上气的状态。而且，有相当多的人在这种呼吸困难的状态中感到生活困顿。

　　你是否也有这样的感觉？在日常生活中，你是否感到呼吸困难、生活困顿？哪怕有一丝这样的感觉，你都必须通过改变呼吸来找回生活的轻松感。也就是说，把呼吸困难变成呼吸顺畅，把生活困顿变成生活轻松。古代日本人也一定是为了寻求轻松的生存状态而从呼吸中获得力量。他们也许是想活用呼吸力，激发出能健康度过一生的力量。

　　因此，现代的我们也必须更加努力地汲取呼吸的力量。我们必须锻炼呼吸力，探寻生命的力量，把沉闷的人生变成轻松的人生。

06

呼吸是建构人生
幸福的基础

呼吸是我们的身心能够发挥力量的基础。

在任何事情上，基础是否牢固都会直接影响表现的优劣。如果呼吸这个基础不牢固，我们的身心状态都会变得不协调和波动不定。如果是运动员，他们的内心一定会产生"自己真的能做到吗"这样的不安，身体变得紧绷，肌肉无法随心所欲地活动，表现就会变得逊色。

如果呼吸这个基础很牢固，我们的身心状态都会保持稳定，进而能够最大限度地发挥自己所拥有的能力。如果是运动员，他们的内心也一定会产生"自己绝对能够成功"的坚定自信，身体的肌肉和关节也会变得舒展，在关键时刻展现出最出色的自己。

因此，为了使身心力量都能得到充分发挥，我们必须努力调整呼吸这个基础，使之稳定下来。

对我们来说，幸运的是，这个基础可以通过训练来稳固。正如前文所述，只要强化呼吸肌，坚持做有氧运动、大口呼气、唱歌等训练，就可以稳固这个基础，达到深慢呼吸的状态。

当呼吸这个基础稳定之后，我们的身心会变得从容，我们就能够充分发挥身心的力量，让自己的人生向更好的方向发展。

请回顾一下我之前提到的内容。如果把呼吸调整到更好的状态，不仅能让身体变得健康，还能消除疲劳和不适，健康寿命自然会大幅延长。如此一来，我们的内心和情绪也能稳定下来，在一决胜负的场合激起胜负欲，在工作和体育等方面充分发挥出自己的能力，从而更容易取得成功。

当我们通过改变呼吸过上这样的生活，人生自然会变得充实而丰富。

也就是说，当呼吸这个基础得到稳固，一个人的身心和人生也能得到调整。正所谓"调整呼吸就会调整身心，调整身心就会调整人生"。

07

人生依赖
呼吸带来的生命力

　　呼吸如同"涌上来又退下去的波浪"。这种波浪在我们从出生到死亡的这段时间里片刻不停地在我们心中拍打。在我们漫长的一生中，有时会波涛汹涌，有时也会风平浪静。为了更好地保持身心健康，更好地激发出身心的力量，我们要尽量将这种波浪的节奏变得缓慢而稳定。而且，长时间稳定地维持这种"波浪"，我们的身心状态就会有显著的变化，我们的人生也会随之变化。

可以说人的一生依赖于"呼吸之波"。

无论如何，"能健康地生活多久""能心理健康地生活多久""能活多么充实的人生"，都会随着这种波浪的状态而发生很大的变化。可以说，人类依赖于"呼吸之波"而生存。正因如此，我们为了更好地生存下去，必须一生珍视这种"为生而在的波浪"。你是否珍视自己的"呼吸之波"？为了度过余生，能否调整好你的"呼吸之波"？

在这本书中，我们探讨了呼吸能在多大程度上改变人类的生命。

呼吸是注入人类心灵与身体的生命之源。如何利用呼吸带来的生命力，将会给我们日常的生命活动带来很大的变化。我们活在这个世上，为了让自己的生命闪耀，就必须保持优质呼吸，来释放更多的生命活力。

恐怕，意识到呼吸重要性的人和完全没意识到呼吸重要性的人，最终会在"生命力的闪耀"上会有很大的差别。

没有意识到呼吸的重要性的人，大概会放任呼吸不管，什么也不做，眼睁睁地看着呼吸力衰退；意识到呼吸重要性的人则会采取对策，通过锻炼提升呼吸力。因此，他们不仅可以阻止这种衰退，而且可以保持和提升呼吸力。

大家已经充分了解了呼吸的重要性，也清楚了提升呼吸力的训练方法。所以，请将上述内容付诸实践，充分提升呼吸力吧。

我再强调一下，呼吸是"涌上来又退下去的波浪"。请务必让这种波浪变得平和、稳定且美好。如此一来，大家心中的"生命之波"自然会充满力量，波动起伏时熠熠生辉。

那么，现在就让我们通过掌握呼吸力，来充实今后的人生；通过掌握呼吸力，收获人生的幸福。让我们一起更好地调整呼吸，更好地调整身心，让自己的人生充满活力和健康，直到生命的最后一刻！

未来，属于终身学习者

我们正在亲历前所未有的变革——互联网改变了信息传递的方式，指数级技术快速发展并颠覆商业世界，人工智能正在侵占越来越多的人类领地。

面对这些变化，我们需要问自己：未来需要什么样的人才？

答案是，成为终身学习者。终身学习意味着永不停歇地追求全面的知识结构、强大的逻辑思考能力和敏锐的感知力。这是一种能够在不断变化中随时重建、更新认知体系的能力。阅读，无疑是帮助我们提高这种能力的最佳途径。

在充满不确定性的时代，答案并不总是简单地出现在书本之中。"读万卷书"不仅要亲自阅读、广泛阅读，也需要我们深入探索好书的内部世界，让知识不再局限于书本之中。

湛庐阅读 App: 与最聪明的人共同进化

我们现在推出全新的湛庐阅读App，它将成为您在书本之外，践行终身学习的场所。

- 不用考虑"读什么"。这里汇集了湛庐所有纸质书、电子书、有声书和各种阅读服务。
- 可以学习"怎么读"。我们提供包括课程、精读班和讲书在内的全方位阅读解决方案。
- 谁来领读？您能最先了解到作者、译者、专家等大咖的前沿洞见，他们是高质量思想的源泉。
- 与谁共读？您将加入优秀的读者和终身学习者的行列，他们对阅读和学习具有持久的热情和源源不断的动力。

在湛庐阅读 App 首页，编辑为您精选了经典书目和优质音视频内容，每天早、中、晚更新，满足您不间断的阅读需求。

【特别专题】【主题书单】【人物特写】等原创专栏，提供专业、深度的解读和选书参考，回应社会议题，是您了解湛庐近千位重要作者思想的独家渠道。

在每本图书的详情页，您将通过深度导读栏目【专家视点】【深度访谈】和【书评】读懂、读透一本好书。

通过这个不设限的学习平台，您在任何时间、任何地点都能获得有价值的思想，并通过阅读实现终身学习。我们邀您共建一个与最聪明的人共同进化的社区，使其成为先进思想交汇的聚集地，这正是我们的使命和价值所在。

CHEERS

湛庐阅读 App
使用指南

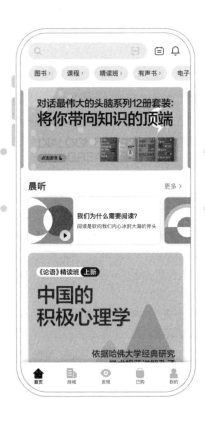

读什么

· 纸质书
· 电子书
· 有声书

怎么读

· 课程
· 精读班
· 讲书
· 测一测
· 参考文献
· 图片资料

与谁共读

· 主题书单
· 特别专题
· 人物特写
· 日更专栏
· 编辑推荐

谁来领读

· 专家视点
· 深度访谈
· 书评
· 精彩视频

HERE COMES EVERYBODY

下载湛庐阅读 App
一站获取阅读服务

SUBETE NO FUCHO WA KOKYU GA GENIN by IKUO HOMMA

Copyright © 2018 IKUO HOMMA

Original Japanese edition published by GENTOSHA INC.

Chinese (in simplified character only) translation copyright © 2024 by BEIJING CHEERS BOOKS LTD.

Chinese (in simplified character only) translation rights arranged with GENTOSHA INC. through BARDON CHINESE CREATIVE AGENCY LIMITED.

All rights reserved.

本文イラスト：桑山実

图书在版编目（CIP）数据

95%的不舒服，呼吸能解决/（日）本间生夫著；陈泽佳译. --北京：中国纺织出版社有限公司，2025.4.

ISBN 978-7-5229-2578-3

Ⅰ. R459.9

中国国家版本馆CIP数据核字第2025W3Y979号

责任编辑：朱安润　　责任校对：高　涵　　责任印制：王艳丽

中国纺织出版社有限公司出版发行

地址：北京市朝阳区百子湾东里 A407 号楼　邮政编码：100124

销售电话：010—67004422　传真：010—87155801

http://www.c-textilep. com

中国纺织出版社天猫旗舰店

官方微博 http://weibo.com/2119887771

天津中印联印务有限公司印刷　各地新华书店经销

2025年4月第1版第1次印刷

开本：880×1230　1/32　印张：7.25　插页：1

字数：110千字　定价：89.90元

凡购本书，如有缺页、倒页、脱页，由本社图书营销中心调换